JN162051

人を信じられない病

信頼障害としてのアディクション

小林桜児［著］
Kobayashi Oji

日本評論社

まえがき

本書が生まれる原動力となったのは、依存症にまつわる世間一般のイメージに対して、私が抱いてきたいくつもの違和感である。依存症の患者たちは、ほんとうに意志が弱く、だらしない人たちなのだろうか。なぜ同じ依存症なのに、アルコールと違って違法薬物に依存している患者には、病院で治療を提供するのではなく、取り締まりと刑罰を厳しくすればいい、と考えている人がいまだに少なくないのだろうか。ほんとうに、依存症はアルコールや薬物が脳に害をおよぼした結果、やめたくてもやめられなくなってしまった脳の病気なのだろうか。アルコールや薬物の害がどれほど恐ろしいか、子どもたちにしっかり教え込めば、ほんとうに依存症の発症を予防することができるのだろうか。

依存症について、テレビやインターネット上で、あるいは教科書や啓蒙書、研究論文で語られていることに触れるたびに、少しずつ私の中で蓄積されていった違和感から本書は生まれた。そう、違和感の原因は、それら語り手たちの中に、日々依存症の患者と実際に接している精神科臨床医の姿がほとんど見えないことなのだ。事故や事件が起きた時だけ依存症にスポットライトが当たる報道や、動物実験や脳の画像、あるいは臨床医たちから提供されたデータを統計処理して得られた数字をもとに、依存症について研究者が語る言葉からこぼれ落ちているもの、それが本書のテーマである。

依存症を一つの大きなジグゾーパズルにたとえるならば、さまざまなマスコミや研究者たちのピースはすでに数多くはめこまれているが、連日連夜、外来でも病棟でも依存症の患者の診療に直接当たっている臨床医たちのピースが少なすぎたのだ。さまざまな立場から数多くのピースが集まれば、より詳細な依存症の全体像を描けるはずである。

わが国では、アルコール依存症の診療を行う精神科医療機関は決して少なくはないが、同時に薬物依存症も受け入れている医療機関となると、絶滅危惧種と言っていいほど、その数は限られている。私の勤務する神奈川県立精神医療センターはそのうちの一つである。薬物依存症の場合、薬物だけでなく、摂食障害や自傷行為、性依存など、他の「行動の依存症」も同時に発症している患者が多い。アルコールと薬物双方の依存症の診療を経験し、比較し続ける中で、やがて「行動の依存症」も含めた依存症全般に共通する心理的背景について私は考えるようになった。そして、二〇一一年秋頃からある仮説がまとまり始め、実際の患者の診察場面で確認していくようになった。その仮説に基づいて語りかけていくと、患者と信頼関係が結びやすくなり、日々の診療が楽になっていくのを感じた。さらに二〇一四年春から、職場の同僚たちの助けを借りて、仮説の有効性を検証するために新しい病棟プログラムを開始してみたところ、患者たちの反応は良好であった。

本書は、依存症患者全般に共通する心理や精神状態を、これまで語られてきたものとは若干異なる角度から理解しようする試みであり、彼ら独特の心理がどのようにして生み出され、依存症の発症とその後の経過にどのような影響を与えているかについて、ある仮説を呈示する。それは、依存症患者は「『人』を信じられず、アルコールや薬物といった『物』やギャンブルや買い物などといった『単独行動』しか信じられない」という、「信頼障害仮説」である。

なお、本書の表題や本文中では「依存症」に代わって、「アディクション」という用語を用いている。「依存症」という言葉では、どうしても狭い意味でのアルコールや薬物への依存というニュアンスが強く、ギャンブルやインターネット、買い物、性行動、摂食障害、自傷行為など、多様な「行動の依存症」も含めた依存症的行動全般の心理について語るうえでは、「アディクション（嗜癖）」という総称のほうが適切な言葉と考えたからである。したがって、アディクションの問題を呈している人全般を指す「依存症者」という従来の言葉も、やや聞き慣れないかもしれないが、「アディクト」という用語に統一する。ただし、アディクションに関連した問題で医療につながっている人については、いまだ医療につながっていない人も含む「アディクト」と言葉の範囲の違いを明確にする必要がある場合、これまでどおり「患者」という言葉を使うことにしたい。

「アディクション addiction」という英語はもともとラテン語起源の言葉であり、ad（〜に対して）と dicere（言う、宣言する）から成る。古代ローマではしばしば法律用語として用いられ、借金を返済できなかった借り手が、代わりにみずからの身体を貸し主に対して差し出すよう「公的に宣言された者」という意味の「アディクトゥス addictus」が語源である。厳密に言えば当時の奴隷とは身分上若干異なるものの、事実上アディクトゥスとは、債務不履行に陥った結果、貸し主に対して奴隷に近い従属的立場に陥ってしまった借り手のことなのである。現代のアディクト（依存症者）たちも、はじめはアルコールや薬物、ギャンブルなどの力を「借りていた」だけだったのが、やがて節度を保って借りることができなくなり、最終的にそれら依存症的行動（アディクション）の奴隷に近い状態に陥ってしまったという点で、古代ローマのアディクトゥスと何ら変わりがない。

本書は、現代のアディクトゥスたちの心の軌跡を現場で見続けてきた一臨床医によるルポルタージュである。私が実際に自分の目で見てきたアディクトたちの実像と、これまで世間一般に流布してきた「依存症者」のイメージとがどれほど異なっているか、私の違和感が少しでも読者に伝わり、アディクションにまつわる読者のイメージが少しでも変わることを、祈っている。アディクションのイメージが変われば、きっと、アディクト本人や彼らを支え、治療に当たっている周囲の人々の気持ちも楽になり、新しい回復の道が拓けていくはずである。

目次

人を信じられない病

——信頼障害としてのアディクション

第1章　アディクトの生きづらさ

アディクションと意志の弱さ

アルコールや薬物、ギャンブルなどに依存しているアディクトたちは、一般的には「意志が弱い」というイメージをもたれることが多い。アディクトを取り巻く家族や友人たちの中には、たるんだ気持ちを厳しく鍛えればアルコールや薬物に甘える気持ちはなくなるのではないか、と考える人もいないわけではない。実際には、当然のことながら、アディクションはアルコールや薬物、ギャンブルなどの誘惑に勝つ意志の強さ、誘惑に負けない心の耐久力の問題ではない。厳しい鍛錬を積んできたスポーツ選手や警察官、自衛官などにもアディクションの問題が起こりうることは、少しでもニュースに関心のある方ならご存知であろう。

では、なぜ「意志の弱さ」というイメージがこれほどまでに定着してしまったのだろうか。その一因は、たしかにアディクトたち本人にあると言わざるをえない。彼らが飲酒運転をして事故を起こし、薬物を使って暴力的になり、あるいはギャンブルで借金まみれになり、何らかの形で周囲に迷惑をかけることで初めてアディクトであることに気づかれることが多いからだ。通常は周囲から迷惑であると非難されれば、非難されるような行動は次からやめようと気をつけるものである。アディクトたちも、周囲から非難されていることを理解しているからこそ、「もう二度としない」などと宣言してしまうのだ。そして、その誓いが何度も破られるので、「意志が弱い」とレッテルを貼られることになる。やがて、仕事や家事、学業など、日常生活全般が通常どおりに行えなくなり、何もできず、ただ寝たきりになったり、何度も警察や病院のお世話になったりすることで、ほんとうにだらしない姿を周囲にさらすことになってしまう。

そこで読者の皆さんには、次にアディクトたちの、周囲にアディクションの問題が気づかれる前の姿を見てほしい。なぜなら、はじめからアディクションによって周囲に迷惑をかけているアディクトなどいないからだ。人生で初めて飲んだお酒で急性アルコール中毒を起こし、病院に救急搬送された人は、アルコールに依存しているのではない。危険ドラッグを初めて吸って、意識を失い交通事故を起こした人も、危険ドラッグに依存しているのではない。どちらも急性中毒患者なのだ。

アディクトになるためには、はじめは他の人たちと同じように普通に飲酒したりギャンブルをしたり、あるいは周囲に気づかれずに薬物を使ったり、依存症的な行動、つまりアディクションを繰り返しつつも、何の問題もなく日々の生活を送ることができていた時期が存在しなければならない。アディクションが習慣化するうちに、徐々に、あるいはある時期を境に急に、量や頻度が増え、生活上のトラブルが繰り返し起きて初めて、アディクトは周囲に意志が弱くてだらしない姿をさらすことになるのだ。

アディクションの診断

アディクトたちの意志が弱くだらしない姿は、いわばアディクトの「なれの果て」なのであって、周囲に気づかれず、むしろ表面的には几帳面に仕事を日々こなしているアディクトも依存症専門外来には大勢存在している。

精神科医がある人をアディクションの患者であると診断する際には、意志の強弱や生活のだらしなさではなく、世界保健機関のICD－10（国際疾病分類第一〇版）やアメリカ精神医学会のDSM－5（精神疾患の診断・統計マニュアル第五版）などといった診断基準に基づいている。どちらの基準も、アルコールや薬物の量や頻度を細かく定めているわけではない。むしろ量や頻度に関係なく、アルコールや薬物の使用、ギャンブルという行為そのものによって、どれだけその人の日常生活や心身の健康にトラブルが起きているかが重要なポイントである。

最近一年以内に、何らかのトラブルが存在しているにもかかわらず、アルコールや薬物、ギャンブルなど、トラブルの原因となっている特定の行動を減らしたりやめたりすることができない時、その人はその行動についてコントロールを失っている、と精神科医は判断し、アルコールや薬物の「依存症」（ICD－10）または「使用障害」（DSM－5）や、「病的賭博」（ICD－10）または「ギャンブル障害」（DSM－5）などと診断することになる［注1］。

何をもって「生活上のトラブル」と定義するかは、実は精神科医の判断に委ねられており、ある程度、患者や精神科医が属する社会や文化の価値観に左右されてしまうことは否めない。一般的には、アディクションの結果として、肝機能障害や不眠症など、医師に診断されるほどの合併症が心身に生じている場合や、警察や救急車の対応が繰り返し必要になったり、あるいは仕事や家事、学業を通常どおりこなすことができなくなっていたり、明らかな有害事象が存在しているにもかかわらず、何度も特定の行動（飲酒やギャンブルなど）を減らしたりやめたりできないことが明らかになって初めてアディクションを疑う。

一例として、何度も健康診断で肝機能障害を指摘されており、医師から飲酒量を減らすよう指示されているにもかかわらず、年々飲酒量が増えている人がいたならば、いくら飲酒後に乱れることはなく、仕事ぶりも几帳面で真面目だったとしても、その人はアルコールのアディクションであると診断されるのである。

同じように、毎朝、会社に行く前に「元気が出ないから」と、風邪でもないのに市販の風邪薬を二〇錠まとめて飲んでから出勤している会社員がいたとしよう。風邪薬に費やす金銭面での負担に加えて、大量の風邪薬の乱用がなければ出社できない、という生活上のトラブルを抱えているために、いくら会社では我慢強く真面目な勤務ぶりで、職場の誰も風邪薬の乱用に気づいていなくても、本人が依存症専門外来を受診すれば、やはりその人は風邪薬のアディクションと診断されるのだ。

ただし注意してほしいのは、たとえば睡眠薬や精神安定剤などの向精神薬を、医師の管理下で、処方されたとおり決められた量と頻度を守って服用している場合は、たとえその薬をやめると眠れなくなったり、会社に行けなくなったり、といった明白な生活上のトラブルが生じたとしても、アディクションとは診断されないことである。時折、一般の精神科で治療を受けている統合失調症やうつ病、不安障害の患者で、「薬を飲まないと眠れないから、自分は睡眠薬の依存症に違いない」などと心配して依存症専門外来を受診しようとされる方がいるが、主治医の指示どおり決められた量を内服しているだけならば、処方薬（向精神薬）のアディクションではない。あくまで自己判断に基づいて、向精神薬を何倍も、あるいは何種類もまとめて飲む行動を繰り返す人が向精神薬のアディクトなのである。

アディクションと脳障害

表面上の意志の弱さやだらしなさがアディクションの診断と何の関係もないのであれば、アディクトがアルコールや薬物の使用、あるいはギャンブルなど、特定の行動についてだけコントロールすることができず、その部分だけ意志が弱くなっている状態を、どのように理解すればいいのだろうか。

遺伝的にその部分だけ意志が弱く生まれてきた、という説明もできるかもしれない。しかし、遺伝子が関与する領域としては、たとえば衝動的な性格、アルコールや薬物など特定の乱用物質、ギャンブルといった特定の行動に対する脳の感受性の高さ、あるいはアルコールの肝臓での分解能力などが知られているものの、特定の遺伝子をもっていれば一〇〇%アディクションを発症するといった研究報告はない。

従来の一般的な説明では、アディクションを発症しやすいある種の遺伝子の組み合わせをもっている人が、実際にアルコールや薬物を使っているうちに、脳に対する害が徐々に進行し、さらには切れ目の離脱症状のつらさも加わって、やがてやめたくてもやめられない脳障害の状態に至る、とされてきた。

しかし、私は実際にアディクションの患者を診察していて、そのような従来の説明にうまく当てはまらない症例に数多く出会ってきた。たとえば何十年もアルコールを乱用し続け、断酒を失敗し続けてきたにもかかわらず、ある日の夜、思い立って、翌日から以降年単位にわたって完全断酒を続けている患者がいる。覚せい剤や危険ドラッグのアディクトで、特に入院もせず、薬物療法も行わなくても、あっさり長期断薬できてしまう患者もいる。

救急病院や精神科の閉鎖病棟にしか勤務経験がない医師は、意識を失ったり激しい興奮状態になったりするアディクトたちばかりを繰り返し診察しているので、アディクションというと、どうしても全員が最終的にそういう重度の病状に至る、という悲観的なイメージを抱きやすい。閉鎖病棟でしかアディクトを治療したことのない精神科医の場合、「アディクション＝脳障害」という図式が頭の中に固定してしまったとしても、仕方ないのかもしれない。

現実には、何ら医療の助けを借りずにアディクションから自然と卒業してしまう者から、病院に入退院を繰り返しつつ若年で病死や自殺に至る重症例まで、さまざまなレベルのアディクトたちがいる。私のようにアディクションを開放病棟だけで診る医療機関に勤務している期間のほうが長いと、閉鎖病棟で隔離しなければならないほどの重症例は原則として治療対象とならない。むしろ自然と、軽症から中等症程度のアディクションを中心に診ることになるため、脳障害だけでは病状経過の説明がつかない患者を多く経験することになるのである。他の疾患でも言えることだが、アディクションという病も重症例より軽症から中等症レベルの患者数のほうが圧倒的に多い。周囲が気づいていないだけで、暗数も含めればかなりの人数の「世に棲むアディクトたち」がいると言えるだろう。

一般的に危険なイメージが濃厚なヘロインやコカイン、覚せい剤などといった違法薬物であっても、使用すれば全員がアディクションを発症し、頭がおかしくなったり、やめられなくなったりするわけではない。たとえば、アメリカで八〇〇〇人以上の地域住民を対象に行った調査〔注2〕では、一度でも違法薬物を使用したことのある住民のうち、アディクションの病状にあると認められた者はヘロインで二三%、コカインは一七%、覚せい剤は一一%、そして大麻に至ってはわずか九%に過ぎなかった。二〇一五年度のアメリカの大規模調査〔注3〕では、高校三年生の約四五%が一度は大麻を吸ったことがあると答えているが、かといってアメリカの全人口の四割が大麻のアディクションを発症しているわけではない。ほとんどの学生は、就職や結婚などをきっかけに完全に断薬したり、稀にパーティーなどでつきあい程度に大麻を使用したりするだけに落ち着いているのである。

誰もがアルコールや薬物を摂取すれば、一〇〇%やめたくてもやめられない脳へと変わっていくわけでは必ずしもないのならば、ほどほどに摂取して後にやめられる人と、摂取しているうちにやめられなくなってしまう人との違いはどこにあるのだろうか。

アディクションと生育歴

神奈川県立精神医療センターの依存症外来では、長年にわたって、精神科医による初診の診察の前に、まず精神保健福祉士が詳細なインテーク（予診）を取り、患者との面接を通して生活状況や生い立ち（生育歴）など、基本的な情報収集を行っている。アルコールと薬物の患者で初診時のインテークの内容を比較してみると、明らかに家族構成のパターンが異なることに誰もが気づくだろう。薬物の患者のほうが、患者が幼い頃に両親が離婚していたり、異母・異父きょうだいがいたり、患者本人も何度も離婚や再婚を繰り返していて、子どもが何人もいるなど、とにかく家族図が複雑なケースが多い。学歴や社会に出てからの就労状況を追ってみても、薬物の患者のほうがアルコールの患者と比べればはるかに不利な生活を送っている。その傾向は同じ薬物でも、特に睡眠薬や精神安定剤、危険ドラッグなどの違法性のイメージが乏しい薬物のアディクトたちよりも、違法性が明確な覚せい剤のアディクトたちのほうが顕著なのである。

そのような漠然とした印象を一度実際に客観的な数字で確かめてみようと思い立ち、私は二〇一二年度に当センター（当時は神奈川県立せりがや病院）の依存症外来を初診となったすべての患者のカルテを調査してみた。その結果を表１に示す。

初診患者のインテークに記載されている項目をもとに、いずれも一五歳までに患者が体験した生きづらさを八項目にわたって調査した。父母どちらかまたは両方との別れを体験した者は、覚せい剤の患者で最も多く、三二・二％と約三人に一人が中学卒業までに親との別離を体験し

表1　2012年度神奈川県立精神医療センター（旧せりがや病院）の初診患者計483名の生育歴（数字は%）

	親と15歳未満で離別	身体的虐待被害	親きょうだいが自殺	親が問題飲酒	高校・大学中退	いじめ・不登校	補導歴	慢性身体疾患（喘息等）
アルコール	16.5	3.2	4.8	29.4	30.2	6.9	8.1	3.6
覚せい剤	32.2	5.6	2.2	20.0	71.1	15.6	45.6	10.0
向精神薬	20.7	6.9	6.9	20.7	34.5	10.3	17.2	13.8
危険ドラッグ	20.0	8.0	0	12.0	45.3	12.0	29.3	25.3
多剤	26.8	17.1	12.2	9.8	56.1	19.5	34.1	9.8

ていた。二〇一三年度のわが国の母子および父子世帯の割合が二・七％であることを考慮すると、異常に多いことを理解してもらえるのではないだろうか。

次に、明らかな暴力などといった身体的虐待を受けたことがある者は、多剤［注4］の患者で最も多く、約六人に一人の割合であった。あくまで参考値に過ぎないが、二〇一三年度の児童相談所虐待対応件数は約七万三〇〇〇件で、一八歳未満の人口で割ると〇・三％、つまり子ども三三三人に一人の割合で児童相談所が対応するほどの虐待が起きている。実際の虐待発生数は公的統計の数よりはるかに多いであろうことを加味しても、相対的に多剤の患者が受けている虐待がいかに多いか、少しはイメージできるのではないか。

親やきょうだいなど、一親等以内の身近な家族の自殺を一五歳までに経験したことがある者は、やはり多剤の患者で最も多く、約八人に一人の割合であった。二〇一四年度のわが国の自殺率（一〇万人当たり）は二〇・九人、つまり一〇万人で割ると〇・〇二％であり、多剤の患者の一二・二％という数字はその六〇〇倍に達している。

親が問題飲酒者、つまり酒に酔って何らかの問題行動がみられたり、アルコールのアディクションが疑われたりするような親がいる割合は、アルコールの患者に最も多く、約三割に達した。この数字も、一般社会における男性の多量飲酒者率が五・八％［注5］と報告されていることを考慮すると、一般よりもはるかに高い割合であることが推測される。

高校や大学を中退した者は、覚せい剤のアディクトで最も多く、七割を超えていた。覚せい剤の患者で大学まで進んだ者はきわめて少なく、七割という数字のほとんどが高校の中退者である。文部科学省のデータによれば、二〇一二年度の高校中退率は一・五％であるから、全国平均からすると、いかに覚せい剤のアディクトたちが早期に学校教育現場から脱落した者であるかがわかるであろう。

一五歳までにいじめ被害か不登校を体験した者は、多剤のアディクトで最も多く、約五人に一人に達した。参考値までに、文部科学省が公表している二〇一二年度のいじめ件数は約一九万八〇〇〇件で、児童一〇〇〇人当たり一四・三件、つまりは全児童の一・四％という数字と比較してほしい。

一五歳までに補導歴がある者は、覚せい剤の患者が最多で、半数近い四五・六％であった。二〇一二年度の非行率（一〇～一九歳の少年人口一〇〇〇人当たりの検挙・補導者の割合）が六・五、つまり全国の少年人口の〇・六五％が補導されていることと比較すると、四五・六％という覚せい剤の患者たちの数字は桁違いに多い。彼らは覚せい剤を使用し始める前から、すでに反社会的な行動に手を染め、違法な行動を取ることに抵抗感が薄い子ども時代を過ごしているのである。

最後に、一五歳までの間に最低一年以上、病院で治療を受け続けなければならないような体の病気をもっていた者の割合を調べてみると、興味深いことに、危険ドラッグの患者が最も多い割合を示していた。インテーク用紙に記載されていた体の病気とは、気管支喘息や川崎病、アトピー性皮膚炎や先天性の奇形などである。危険ドラッグの患者は、親との離別や虐待、自殺などといった誰もが見てわかる悲惨な生育歴をもつ者は少なく、学歴も高卒以上が大半を占めていて、一見すると社会でうまくやっているように思える。しかし、本人なりに苦しい子ども時代を過ごしてきた可能性が、この慢性身体疾患の割合の高さから示唆されるのではないだろうか。

このように、生育歴上の「生きづらさ八項目」についてまとめた表1を眺めてみれば、覚せい剤と多剤の患者が他のアディクションの患者と比べて、それぞれ三項目ずつ、計六項目で最も多い割合を占めている。つまり、両者以外のアルコール、向精神薬、危険ドラッグの患者と比べれば、明らかに過酷な生育歴を生きのびてきた者が多いことがわかる。

一方、アルコールと向精神薬は、覚せい剤と違って所持することも摂取することも違法ではない。危険ドラッグも、少なくとも二〇一二年の時点では違法化されていない薬物がいまだ多数残っており、一般的に当時は「合法ドラッグ」「脱法ハーブ」などと称され、違法というイメージが乏しかった。

つまり、アルコールや違法性に乏しい薬物の患者たちは、違法性が明確で反社会的な傾向が最も強い覚せい剤や、何でも手当たり次第に乱用するという点で衝動性が最も高い多剤の患者たちと比べれば、誰が見てもすぐにわかるような過酷な生育歴や社会からの早期の脱落は経験していない者が多い。しかし、アルコールの患者は酒乱傾向の親に子どもの頃から振り回され、危険ドラッグの患者は自分自身の慢性的な体の病気に悩まされてきた可能性はある。誰も自分の親が酒乱傾向であることを周囲に言いふらしたくはないし、喘息やアトピーのつらさは、それをみずから体験したことのある人でなければ、なかなか周囲にはわかってもらえないもので

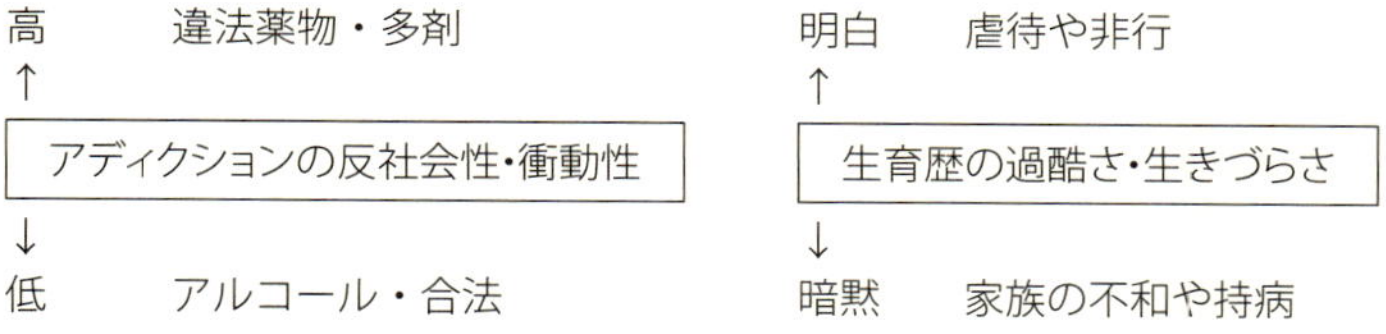

図１　アディクションの反社会性・衝動性と生育歴の生きづらさとの対応関係

ある。どちらの悩みも、第三者からはわかりづらい、本人だけにしかわからないものであることが特徴と言えないだろうか。

　私の生育歴調査からは、アディクションの反社会性や衝動性が高ければ高いほど、誰が見ても明白な生きづらさを思春期に至るまでに抱えてきた確率が高く、逆にアディクションの反社会性や衝動性が低く、思春期以降もそれなりに学歴や職歴を重ねてきたアディクトたちは、表面上は家族や学校生活、就職などに恵まれているものの、その裏側に何か彼ら独特の暗黙の生きづらさを抱えてきた確率が高い、というおおまかな傾向が見てとれるのである（図１）。

　アディクションの反社会性や衝動性と、生育歴の生きづらさとの対応関係は、どこかアディクションの本質を反映しているのではないだろうか。私は二〇一一年の秋、明白であれ、暗黙であれ、何か共通の生きづらさがあって、それがアディクションを生み出す原動力になっているのではないか、と仮説を立てた。それ以降、初診で患者と出会うたびに、何か隠れた、それまで語られてこなかった生きづらさはないか、時間をかけて生育歴を確認するようになった。現在も検証中であるその仮説について、次の章で詳しく説明したい。

［注1］逆に一年間アルコールや薬物、ギャンブルが止まっていて、生活上のトラブルも確認されなくなれば、診断基準上はアディクションと診断することはできなくなる。しかし現実には、二年目、三年目にアディクションが再発することは珍しくないため、診断を一年で取り下げることはなく、年単位で治療を継続するケースがほとんどである。

［注2］Anthony, J.C. et al.: Comparative epidemiology of dependence on tobacco, alcohol, controlled substances, and inhalants: basic findings from the National Comorbidity Survey. *Exp Clin Psychopharmacol* 2(3): 244-268, 1994.

［注3］Johnston, L.D. et al.: Monitoring the Future national survey results on drug use, 1975-2015: overview, key findings on adolescent drug use. The University of Michigan Institute for Social Research, 2016.（http://www.monitoringthefuture.org/pubs/monographs/mtf-overview2015.pdf から誰もが自由にダウンロード可能である）

［注4］多剤の患者とは、アルコールや覚せい剤などといった特定の乱用物質だけに限定せず、たとえばアルコールと睡眠薬など、複数の種類の乱用物質を同時に飲んだり、同時期に交互に使ったりするアディクトのことを指す。多剤の患者は、しばしばパーソナリティ障害（人格障害）や解離性障害（虐待被害者に発症することが多い精神疾患の一つで、突然記憶が短時間飛んだり、人格が変わったりする）など他の精神疾患を合併

することが多く、アディクションの中でも特に治療が難しい患者たちである。

［注5］清水新二ほか「全国代表標本による日本人の飲酒実態とアルコール関連問題—健康日本21の実効性を目指して」『日本アルコール・薬物医学会雑誌』三九巻三号、一八九—二〇六頁、二〇〇四年

第2章　人に頼れない、物にしか頼れない

薬物への抵抗感の薄さは孤立のサイン

これまで、海外の研究ではアディクションの患者たちが非常に高い確率で幼少期にさまざまな逆境を抱えていることが明らかになっている。アメリカの国立薬物乱用研究所（National Institute of Drug Abuse：ＮＩＤＡ）が発行している児童思春期の薬物乱用予防ガイドブック第二版［注1］では、薬物乱用に陥りやすい子どもたちの特徴について、以下の五点を挙げている。

(1)幼少期からの飽きっぽく、衝動的な性格
(2)親の養育放棄や不安定な家庭環境
(3)薬物を使っている仲間との交流
(4)薬物を入手しやすい学校環境
(5)貧困

生まれつき(1)のような性格で、暴言や暴力が目立つ子どもは、将来アディクションを発症しやすい。このような子どもたちは、発達障害の一つである注意欠如・多動性障害（Attention-deficit/hyperactivity disorder：ＡＤＨＤ）と診断されることも多い。ただし、安易に「発達障害」のレッテルを子どもに貼って、生まれつきの脳内の異常だからと性急に本人だけに問題を矮小化し、薬物療法などで解決しようとする対応には注意が必要である。なぜなら、被虐待児はしばしばＡＤＨＤと類似した行動パターンを示すことが知られており〔注2〕、子どもとの信頼関係が構築され、本人や周囲から養育環境についての詳細な情報が得られなければ、ＡＤＨＤであると断定することはできないからである。

残る(2)〜(5)はすべて子どもを取り巻く環境因子ばかりが列挙されている。それら四項目の共

通点を探してみてほしい。養育者との愛着関係が乏しく、学校でも授業や部活についていけなくなり、薬物を使うようないわゆる「不良」たちとの交流だけが唯一の居場所となり、地域の中でも貧困のため頻繁に転居を繰り返したり、勉強するより働いてお金を稼ぐことを優先せざるをえなかったりする子どもたちの共通点とは、「孤立」ではないだろうか。安定した家庭生活、学校生活、地域生活をもつことができず、家庭でも学校でも地域でも孤立している子どもたちが薬物乱用に陥りやすい、ハイリスク群なのではないだろうか。

ＮＩＤＡの研究はあくまでアメリカの子どもたちを対象とした研究であり、私は日本の子どもたちにも同様の傾向がみられるのか確認するために、かつて二〇一〇～二〇一一年にかけて神奈川県西部の複数の中学校で調査を行ったことがある［注3］。薬物乱用に関する講演を中学校で行った際、事前に担任の先生に頼んで、中学二～三年生のクラスでアンケートを実施してもらった。その際、回答用紙は無記名のうえ、シールで封印した封筒に入れてから提出してもらうことで、できるだけ生徒の皆さんに本音で回答してもらうよう配慮した。アンケートの一番の目的は、「人に迷惑をかけないなら、少しくらい薬物をやってもかまわない」と回答した子どもたちの家庭や学校での特徴を明らかにすることだった。

全部で四四〇人分の回答を得て、そのうち全体の五％に当たる二二名の生徒が「少しくらい薬物をやってもかまわない」という質問に対して「そう思う」または「ややそう思う」と答えていた。そして他の質問のうち、統計学的に偶然とは言えない確率で、それら五％の生徒たちだけ突出して「そう思う」または「ややそう思う」という回答が多かったのが、以下の七項目であった〔注4〕。

・家族はいつも助けてくれるとは思わない
・みんなが注意をしていても危険は回避できない
・警官の注意を守っていても危険は回避できない
・教室で先生の説明をよく理解したいとは思わない
・もう少し自分を尊敬できたらいいのにと思う
・いつも自分は失敗するように思えてしまう
・家族と話すのが好きではない

この七項目から、薬物乱用の危険性が高い日本の中学生たちの心象風景を容易に想像することができる。それは予想どおり、先に述べたアメリカの子どもたちとさほど異なってはいなかった。「人に迷惑をかけないなら、少しくらい薬物をやってもかまわない」と答えた日本の中学生たちも、アメリカの子どもたち同様、家庭で、学校で、そして地域で孤立しているのである。「どうせ家族もクラスメートも、地域の警官も自分のことを助けてくれないのなら、少しくらい薬物に助けてもらってもいいじゃないか」という彼らの心の声が聴こえないだろうか。薬物乱用に対する抵抗感の薄さは、孤立と無力感のサインなのだ。

二種類の生きづらさ

中学校での調査以降、私は「孤立と無力感」がアディクションと密接な関係がある、という確信をさらに深めていき、アルコールや薬物のアディクションの問題で来院した大人の患者たちに対して、アルコールや薬物を使い始める前の生きづらさについて詳しく聴き取るようになった。

一般的に、アディクションの診療に当たっている精神科医は、何歳頃からアルコールや薬物を使い始めたのか、という点から病気の歴史（現病歴）を記録し始める。しかし、もしアルコールや薬物の使用が孤立に伴う無力感を何らかの形で埋め合わせるための行為なのだとしたら、アディクトたちがアルコールや薬物に頼り始める前に、必ず孤立と無力感を生み出すような生きづらさがあるはずである。そして、時間をかけてじっくり尋ねてみると、実に多くの患者たちが次々と予想どおりのエピソードを語り出すことに驚かされた。そこで私は、アルコールや薬物を使い始めた年齢よりずっと前の、生きづらさが始まった時期からカルテの現病歴を書き始めるようになった。

そのようにして大勢のアディクトたちの生きづらさを記録していくうちに、彼らの生きづらさには大きく分けて二種類あることに気づいた。一つは、養育者からの虐待や極端な養育放棄といった、誰が見てもわかりやすい「明白な」生きづらさであり、もう一つは、そういった生きづらさが一見すると存在しない患者にみられる、わかりづらい「暗黙の」生きづらさである。

明白な生きづらさ

アメリカでは、高校生の四割が最低一回は大麻を吸煙しているなど、そもそもアディクションの患者の数が日本と比べて桁違いに多いためか、子どもの頃のさまざまな生きづらさ（逆境体験）とアディクションとの関係について研究がさかんである。たとえば幼少期、何らかの虐待や養育放棄といった被害を受けていたり、両親間の暴言・暴力を頻繁に目撃していたり、親にアディクションや精神疾患、犯罪歴などがあった子どもたちは、その後、薬物を乱用するリスクが高く、特にそれらの逆境体験を五個以上抱えていると、まったく逆境体験のない子どもと比べて、リスクは九倍に跳ね上がると言われている〔注5〕。

第1章の「アディクションと生育歴」の節で二〇一二年度の初診カルテ調査結果を提示したが、そこですでに述べたように、一五歳までの親との離別体験、身体的虐待被害歴、一親等以内の親族の自殺、いじめ被害・不登校歴、補導歴といった「生きづらさ」の項目に該当するのは、覚せい剤や多剤の患者が最も多かった。補導歴は他の項目とは異なり、「生きづらい」被害体験とは言えないが、幼少期からの犯罪傾向は何らかの理由で家庭や学校に居場所がないことを示唆するサインであり、何からの生きづらさの存在が疑われる間接的な所見と考えるべきである。

覚せい剤のアディクションは違法薬物の使用という点で患者の反社会的傾向が明らかであり、多剤のアディクションはパーソナリティ障害や解離性障害といった他の精神疾患を合併することが多く、どちらも治療が難渋しがちである。そこで二つのアディクションを「ハード（難しい）ドラッグ群」と定義してみたい。

ハードドラッグ群は、二〇一二年度の初診カルテ調査結果を見ても明らかなように、一五歳までの間に実際に親を離別や自殺などで失っていたり、親から身体的虐待を受けていたり、あるいは同級生からいじめを受けて学校に通えなくなっていたりと、明らかに子どもの生活圏である家庭と学校の双方で安心・安全な居場所が脅かされている。しかし、そのような「明白な生きづらさ」にさらされた子どもたちの全員がハードドラッグのアディクションを発症するわけではない。なぜ、ある子どもたちだけがハードドラッグを使用するようになってしまうのだろうか。

先に私が行った中学生へのアンケート調査について触れた際、薬物を使用することに対する抵抗感の薄さは、孤立と無力感のサインであると述べたことを思い出してほしい。明白な生きづらさは、いずれも家庭や学校で子どもを孤立させる。頼りたかった親がいなくなり、あるいは頼るべき親から暴力をふるわれ、頼るべきクラスメートからいじめられれば、子どもはもはや誰にも頼ることができない無力感にさらされるであろう。通常はそのような状況でも、多くの子どもたちが他の親族やきょうだい、学校の先生や近隣の大人たちなどから、共感や慰め、励ましなどを受け取り、再び人生に立ち向かうことができるようになるものである。彼らはハードドラッグなど使用しない。必要がないからである。

ところが、明白な生きづらさにさらされた子どもたちの中には、その後も、安心感や安全を提供してくれる他者との出会いがないまま、大人になっていく一群がいる。私がハードドラッグ群のアディクトたちから生育歴を確認するたびに実感するのが、不運にもいくつもの生きづらさが重なるうちに、孤立が進行してしまっていることである。たとえば、以下の症例を見てほしい。なお、以降本書で提示する症例はすべて、個人の特定を防ぐため、私が自分で担当した症例（自験例）を複数組み合わせたり、論旨に影響のない範囲で改変を加えたりしたものである。

〔症例〕覚せい剤のアディクション（三〇代男性）

生後すぐに両親が離婚し、父親に引き取られた後は、父親からほぼ放置された状態で生活し、散発的に父親の機嫌が悪い時には暴言や暴力を受けていた。経済的に行きづまった父親は、仕事を変えるたびに転居を繰り返し、近隣住民との交流はほとんどないままであった。転校先でも友達はなかなかできず、勉強にもついていけないので、小学校の頃からイライラすると他の子どもに暴力をふるっていた。そのため、担任から目をつけられ、クラスでは浮いた存在だった。

中学校に上がると、腕力の強さを見込まれて不良グループに所属するようになり、特においしいとは思わなかったが、酒やタバコを先輩に勧められて使うようになった。大麻も一〜二回使用したが、眠くなるだけで気持ちいいとは思わなかった。家では父が仕事で腰椎を骨折し、寝たきりで過ごすことが多くなったため、世帯で生活保護を受けるようになった。中学校ではほとんど授業に出ることはなく卒業し、定時制高校に進んだ。しかし、親しくしていた先輩と喧嘩して暴力事件に発展。本人は補導され、居づらくなって一年で高校を中退した。以降、実家を出て一人暮らしをしながら建設現場で働くようになった。一九歳頃から、職場で他の同僚たちから勧められて覚せい剤を使用するようになった。はじめは仕事の後や休日に同僚と一緒に使用していたが、一年後からは単独で休日や休前日に習慣的に使用するようになった。

この症例は、就学前から「明白な生きづらさ」を抱え、家庭の中に安心できる居場所がなかった。父親のイライラ感をぶつけられることはあっても、自分のイライラ感を受け止めてもらう他者を一切もつことなく成長し、小学校に上がって初めて他の児童への暴力という形でイライラ感の発散を学んでいる。それがかえって学校での孤立を悪化させ、中学校に上がった頃には不良グループ以外に、家庭にも学校にも安心できる居場所はなかった。酒やタバコは不良グループに所属するために不可欠な「通過儀礼」であり、拒否すれば大切な居場所を失ってしまうことは明らかだった。たとえ一時的なものであれ、安心できる居場所を求めて入った不良グループによって、ますます社会的には孤立してしまい、犯罪行為に対する心理的抵抗感も弱まっていった。そして就職後は、疲れや休日の退屈感、孤独感を埋め合わせる手段として、覚せい剤の使用が習慣化していったのである。

彼が小学生の時、事実上養育放棄の状態に置かれていることに担任の先生が気づいてくれていたら、彼が転居先で、たまたまお節介な近隣のおばさんと仲良くなっていたら、中学校に上がった時、もう少し勉強や運動の能力があって、担任や部活の顧問に目をかけてもらっていたら、定時制高校で親しくしていた先輩との仲が続いていたならば、あるいは就職先の社長にかわいがられて頻繁に自宅に呼んでもらっていたならば、彼は覚せい剤のアディクションを発症しなくて済んだかもしれない。

現実には、就学前からの明白な生きづらさが、彼の感情のコントロールを不安定にし、過剰に我慢しては爆発して暴言・暴力をふるう、というパターンを生み出し、養育放棄状態だったことから勉強にも身が入らず、学校での人間関係や勉強に適応することが難しくなっていったのである。学校での不適応がその後の社会での不適応の引き金となっていったことは言うまでもない。つまり、ハードドラッグ群のアディクションは、明白な生きづらさから始まる孤立と無力感の連鎖の末に発症するのである。

暗黙の生きづらさ

ハードドラッグ以外のアルコール、向精神薬（処方薬）、危険ドラッグのアディクションは違法性がないか、違法であっても覚せい剤と比べればイメージが薄いことから、「ソフトドラッグ群」と総称することができる。ソフトドラッグ群は、第1章で紹介した二〇一二年度の初診時カルテ調査では、アルコールの患者で問題飲酒の親を抱えている割合が、危険ドラッグの患者で慢性身体疾患を抱えている割合が高かったが、いずれもハードドラッグ群ほどの著しい家族機能の喪失や不登校というレベルの居場所の喪失には至っていない。親にアルコールの問題があったとしても、絶えず自分の体調の悪さに悩まされていたとしても、自分が我慢し、努力すれば何とか家庭や学校にとどまることは可能なレベルである。

ソフトドラッグ群はハードドラッグ群のような明白な生きづらさを背景にもっておらず、それほどの孤立も無力感も抱えていないように見えるにもかかわらず、なぜアディクションを発症するのだろうか。

明白な生きづらさを確認することができないアディクションの患者たちの生育歴を丁寧に確認していくと、気づかされるのは、生きづらさの中身がハードドラッグ群とはまったく違う、という点である。アルコールの患者も、二〇一二～二〇一三年頃をピークに一時期大流行した危険ドラッグの患者も、ハードドラッグ群と比べれば、両親ともそろっていて、親から虐待など受けておらず、むしろ実家はそれなりに経済力があり、本人も高校や大学を卒業するだけの学力をもち、社会に出てからも会社員や自営業などで問題なく適応している者のほうが多い。しかし、彼らの「適応」は表面上のものなのだ。

ソフトドラッグ群の生きづらさは、表面上、何不自由なく家庭生活や社会生活を送っているその裏側にある。患者たちが語ってくれたエピソードは、どれもその状況にいる本人でなければ苦しさがわかりづらいものばかりだった。ある危険ドラッグの男性患者は、母親が極度の潔癖症で、家の中でことあるごとに母の指示する「清潔の儀式」に従わなければ、耐えられないほどの母の絶叫と怒鳴り声を覚悟しなければならなかった。あるアルコールの男性患者は、学校の先生をしている父親が自宅では「絶対君主」で、父の言うことに全面的に従わなければならず、進学先も就職先も「父の期待に応えなければ」というプレッシャーから逃れることはできなかった。別のアルコールの女性患者は、父に酒乱傾向があり、母が常に父の世話でかかりきりになっているため、「少しでも母を楽にしてあげなければ」「母に喜んでもらわなければ」と思い、小学校低学年の頃から必死になって家事を手伝い、わがままは我慢していた。ある向精神薬の女性患者は、いつも不仲な両親の間に立って気を配り、祖父母からも頻繁に生活ぶりを詮索され、母から送られてくる頻回の「今どこで何をしてるの？」という確認メールにもその都度返事をすることが義務になっていた。

ソフトドラッグ群のアディクトたちは、我慢と努力さえ続ければ、何とか家庭でも学校でも、自分の居場所を確保することができる。彼らの「生きづらさ」の中には、アディクトではない人から見て、「それくらい我慢できても当然なのではないか？」と思われるものもあるかもしれない。ハードドラッグ群のアディクトと違って、いきなり親がいなくなったり、死んでしまったり、親から直接殴られたり、学校でいじめられて登校できなくなってしまうことはない。しかし、毎日我慢と努力を続けなければ、いつ家庭や学校で居場所がなくなってしまうかわからない。いつ親が激怒したり、周囲から期待されなくなって見捨てられたりするかわからない。こういう不安感をソフトドラッグ群のアディクトたちは日々抱え続けているのである。

このような、みずからの心理的安心感や満足感を犠牲にしてでも周囲の期待に応え続けようとする行動パターンは、広い意味での「過剰適応」〔注6〕と呼ぶことができる。アディクトではない人なら、周囲からの期待に過剰適応を起こさずに応えることができるのに、なぜソフトドラッグ群のアディクトたちは過剰適応を起こしてしまうのであろうか。

過剰適応と心理的孤立

ソフトドラッグ群にみられる生きづらさは、しばしば本人も気づいていない過剰適応が原因であり、過剰適応の背後にあるアディクト本人の不安感や不満、怒りなどの負の感情が周囲に見えづらい、という点で「暗黙の生きづらさ」である。アディクトが過剰適応の行動パターンに陥ってしまう過程を理解するうえでキーワードとなるのが、「明白な生きづらさ」の節でも言及した「孤立と無力感」である。

アディクトでない人が過剰適応を起こさないのは、適度にみずからの不安や不満を周囲に表出し、不安や不満が高まらない程度にしか周囲の期待に応えない、という「わがまま」と「努力」のバランスが取れているからである。ソフトドラッグ群のアディクトたちは、みずからの不安や不満を周囲に言語化することができない。それくらい心理的に孤立しているのである。

アディクトたちに「なぜ不安や不満を言わないの?」と尋ねて返ってくる答えはだいたい似かよっている。

「そんなこと言ったら嫌われちゃう、見捨てられちゃう」

「ちょっとでも口答えしたら、何倍にもなってヒステリックな反応が返ってくる」

「絶対に自分の言うことなんかに耳を貸してくれない」

ソフトドラッグ群のアディクトたちは、早い段階でみずからの感情を周囲に受け止めてもらうことを諦めてしまっている。諦めざるをえないような失敗体験を、幼少期に繰り返しているからである。彼らは子どもの頃からずっと、周りを満足させるために自分の満足を諦め、周りを安心させるために自分の安心を諦め、周りの怒りをなだめるために自分の怒りを抑え込んでいる。そして「周りの満足こそが自分の満足」「周りの安心こそが自分の安心」と自分自身の心に刷り込んでいく。しかし、どれほど自分自身を「洗脳」しようとしても、周囲に自分の感情を受け止めてもらえない無力感と、抑圧された不満や怒りは消えるわけではない。それは、幼少期には爪かみや抜毛、突然のかんしゃくとして、思春期以降は突発的な抑うつ気分や不眠、食欲低下や過食、頭痛、めまいなど、原因不明の心身の不調感などといった症状に姿を変えて現れることが多い。

一〇代から二〇代にかけて心身不調感を自覚したアディクトは、家族に相談して医療につながり、精神安定剤や睡眠薬を処方されて、そのアディクションに陥る場合もある。それまで家族に心身の不調を相談すると、「あなたの自己管理がなってないから」「たるんでいる」などと叱責されてきたアディクトの場合は、医療にかかることさえ諦め、自分一人で市販の風邪薬や鎮痛薬、咳止め薬などを頻回に摂取しているうちに、それら市販薬のアディクションを発症することになる。

運よく何とか我慢と努力で二〇代から三〇代まで切り抜け、社会人として自立し、結婚して家庭をもったとしても、まだ安心はできない。四〇代以降になると、会社などの組織では管理職的な役割が求められるようになり、家庭でも子どもが思春期に達して問題や課題が複雑になってくる。もはや若い頃のように自分一人が我慢し、努力すれば何とか解決できる問題だけではなくなる。適切に周囲に相談したり、周囲に頼ったり、相手と妥協したりしなければ、仕事でも家庭でも行きづまり、みずからの我慢や努力が報われなくなる時が来る。心身の不調で仕事や家事ができなくなったり、子どもたちが巣立っていったり、会社を辞めたり配偶者と別居・離婚したりした時、アディクトの過剰適応が破綻し、蓄積された不満や怒りが噴出することになるのだ。

アルコールのアディクションが他の薬物のアディクションと比べて発症年齢が遅く、多くが四〇代以降の中高年期から始まる要因の一つとして、前記のような生活環境の変化がある。中高年に達したアディクトたちは、それまで我慢と努力でそれなりに仕事や家庭で実績を残してきており、みずからの成果を逮捕によって一度に失いかねない違法な薬物には、どれほどつらくても手を出さない。一方で、長年の我慢の「後遺症」で周囲にＳＯＳを出すことはできず、「何とか単独で不満や怒り、寂しさに対処しなければならない」と確信しているアディクトたちは、人ではなく、絶対逮捕されない「合法ドラッグ」のアルコールに頼ることで、何とか周囲に悟られないように、それらの負の感情を抑え込もうとする。しかし飲めば飲むほど、やがてアルコールの脱抑制作用で我慢がきかなくなり、それまで過剰に自分の感情を抑制し、過剰適応してきた分、酔って周囲に暴言・暴力をふるったり、周囲の迷惑も顧みず泥酔状態を続けたりするようになるのである。

ソフトドラッグ群のアディクションは、「暗黙の生きづらさ」から始まる心理的孤立と無力感の末に過剰適応の連鎖が起き、最後に過剰適応が破綻する時に発症する「声なきＳＯＳ」なのだ。

患者データからみた信頼障害仮説

先述したハードドラッグ群と「明白な生きづらさ」、ソフトドラッグ群と「暗黙の生きづらさ」の対応関係は、あくまで私のこれまでの臨床経験から推測されるおおまかな傾向なのであって、当然のことながら当てはまらないケースも少なくない。たとえば、一〇代から二〇代に発症するアルコールの「ヤングアディクト」の場合、ハードドラッグ群と同じ「明白な生きづらさ」を抱えていることが多い。また、高学歴・高所得層にみられるハードドラッグ群のアディクトたちは、どちらかというとソフトドラッグ群に近い「暗黙の生きづらさ」と過剰適応の問題を抱えているケースのほうが多い。そのような例外はあるにせよ、おおまかなアディクションの分類と生きづらさや心理的な孤立傾向との関係は、単なる私個人の臨床実感だけでなく、実際の患者データからも確認することができる。

私が勤務している神奈川県立精神医療センター依存症外来で二〇一五年五～一一月の七ヵ月間に来院された初診患者計二二七名（アルコール一一五名、薬物・多剤一一二名）を対象に、生育歴上の「生きづらさ」を「明白なもの」と「暗黙のもの」合わせて一七項目（表2）選び、アンケートに回答してもらった。

「暗黙の生きづらさ」を確認するための質問項目は、直接的な暴力被害や不適応ではなく、本人の主観的な感情や、過剰適応を引き出すようなみずからの体の病気、家族状況について問うものである。具体的には、表2の質問番号1、2、6～10の計七項目であり、残る質問番号3～5、11～17の計一〇項目が、直接的な学校や社会での不適応、家庭内でのさまざまな虐待や家族の自殺など「明白な生きづらさ」の有無を問うものである。

生きづらさについて情報が不足していた二七名を除いたうえで、覚せい剤と多剤の初診患者を「ハードドラッグ群」（計六六名）、それ以外のアルコール、向精神薬、危険ドラッグ、その他市販薬などの初診患者をすべて「ソフトドラッグ群」（計一三四名）に分類し、各群の生きづらさの割合を算出した［注7］。

統計学的に明らかにハードドラッグ群のほうが多いという結果が得られたのは、質問項目4（学校の長期欠席）、5（補導歴）、11（貧困）、14（心理的虐待）、16（親との離別）の計五項目で、いずれも「明白な生きづらさ」に該当する項目であった。それら以外の「明白な生きづらさ」の項目と、すべての「暗黙の生きづらさ」の項目は、ハードドラッグ群とソフトドラッ

表2　初診患者生育歴調査票

15歳までのことについてお尋ねします（「はい」「いいえ」で回答）

1	1年以上治療を続けなければいけないような慢性的な体の病気をもっていたことがある（例：アトピー性皮膚炎、気管支喘息、先天性疾患、など）
2	小学校および中学校に在学中、学校の勉強についていけないと思ったことがある
3	学校や近所でいじめられたことがある
4	学校を長期欠席（1年間で30日以上）したことがある
5	警察官に補導されたことがある
6	一緒に暮らしていた親や親族のしつけが厳しすぎると思っていたことがある
7	一緒に暮らしていた親や親族からの私の将来に対する期待が大きすぎると感じていたことがある
8	一緒に暮らしていた親やきょうだいに、体の病気で1年以上病院に通っている人がいたことがある
9	一緒に暮らしていた親やきょうだいに、心の病気で1年以上病院に通っている人がいたことがある
10	一緒に暮らしていた親やきょうだいに、お酒を飲む、または、薬物を使うことで、私を不快な思いにさせる人がいたことがある
11	家が貧しいせいで、食べ物や着るもの、または住むところに困っていたことがある
12	一緒に暮らしていた親や親族から、食事や洗濯、入浴など身のまわりのお世話をしてもらえずに困っていたことがある
13	一緒に暮らしていた親やきょうだいから体の暴力（例：殴る、蹴る、など）を繰り返し受けていたことがある
14	一緒に暮らしていた親やきょうだいから心が傷つくような言葉を何度も言われたり、家族同士の激しい暴力や言い争いを何度も目撃したことがある
15	一緒に暮らしていた親やきょうだいから繰り返し裸をのぞかれたり、体を触られたり、性行為を強要されたことがある
16	一緒に暮らしていた親が死亡するか、離婚や別居によって、あなたの家からいなくなったことがある（生まれた時から親が不在の場合「はい」に○をつける）
17	一緒に暮らしていた親やきょうだいに、自殺されたことがある

注：これは2014～2016年度の厚生労働科学研究（樋口班）の分担研究者である長徹二先生によるアルコール依存症患者の生きづらさに関する研究の協力施設として、神奈川県立精神医療センターで実施された初診時アンケート用紙の一部である。

グ群で統計学的には差がみられなかった。

つまり、ハードドラッグ群はソフトドラッグ群と比べて、明らかに貧困家庭に育った者が多く、一五歳までに親と離別体験があり、親の暴言にさらされており、学校も欠席がちで、非行傾向が目立つという点で、明白な生きづらさが目立つ一群と言える。

次に「明白な生きづらさ」と「暗黙の生きづらさ」のそれぞれについて、平均で何項目に「はい」と答えていたか、ハードドラッグ群とソフトドラッグ群で比較してみた〔注8〕。ハードドラッグ群が平均三・〇六個の「明白な生きづらさ」を抱えていたのに対し、ソフトドラッグ群は一・七一個と統計学的にも明らかに少なかった。「暗黙の生きづらさ」については、ハードドラッグ群が平均二・三二個、ソフトドラッグ群が平均二・〇四個で、両者は統計学的には差がないという結果になった。

つまり、全般的にハードドラッグ群は、明白なものであれ、暗黙のものであれ、どちらの生きづらさも数多く抱えており、特に「明白な生きづらさ」の数が多いこと、ソフトドラッグ群は「明白な生きづらさ」の数はハードドラッグ群と比べて少ないが、「暗黙の生きづらさ」については、ハードドラッグ群と大差ない程度の数を抱えていることが確認された。

最後に、ハードドラッグ群とソフトドラッグ群双方の心理的孤立を患者データから確認しておきたい。先述した初診患者二二七名に信頼感尺度［注9］についても回答してもらったところ、ハードドラッグ群は薬物のアディクションの重症度（薬物依存症スクリーニングテストDAST－20の点数）が高い人ほど、信頼感尺度の「不信」という下位項目の点数も高いことが確認された［注10］。「不信」という項目は、「しょせん周りは敵ばかりだと感じる」「過去に誰かに裏切られたりだまされたりしたので、信じるのが怖くなっている」といった周囲の他者全般に対する否定的な認知を問う質問で、「不信」の点数が高いということは、アディクションが重症な人ほど、他者を信じられない態度が強いことを示唆している。

同様に、ソフトドラッグ群の中ではアルコールの患者も、重症度（アルコール使用障害特定テストAUDITの点数）が高い人ほど「不信」の点数も高かった［注11］。しかし、アルコールを除く向精神薬や危険ドラッグなどのソフトドラッグ群では、薬物のアディクションの重症度と関係があったのは「不信」ではなく「自分への信頼」という下位項目であり、重症な人ほど、「自分への信頼」の点数は低下していた［注12］。「自分への信頼」は「私は自分自身が信頼に値する人間だと思う」「私は、自分自身の行動をある程度はコントロールできるという確信を持っている」などといった質問項目計五個から成り、ソフトドラッグ群の中でアルコールを除く薬物の患者たちは、重症になればなるほど自分自身に対する不安感が強いことを示している。

以上、患者データの分析から推測されることは、ハードドラッグ群とアルコールのアディクトたちは、人を信じられず、人に頼れないからこそ、覚せい剤やアルコールに依存しているのであり、不信感が強いアディクトほど、薬物やアルコールに依存する度合いは高まっていた。それに対し、アルコール以外の向精神薬や危険ドラッグのソフトドラッグ群は、他者に対する不信感は目立たず、むしろ「我慢と努力を続けてきたこの過剰適応がいつか破綻するのではないか」という自分自身に対する不安に対処するために薬物に依存していると言えよう。

アルコール・薬物以外の「行動のアディクション」と信頼障害

何らかの生きづらさが先行し、それに伴って早い段階から家庭や学校に居場所を失うか、居場所があっても我慢と努力（過剰適応）を続けなければ周囲に見捨てられてしまうという不安を抱えることで、やがてアディクトたちは他者に頼れなくなり、アルコールや薬物という「物」の薬理効果に頼る方法にしがみつくようになっていく。私はこのようなアディクション発症の過程を「信頼障害」という言葉を使って二〇一二年に初めて文章にまとめてみた［注13］。

アディクトが頼る方法は、必ずしもアルコールや薬物という精神に作用する物質だけとは限らない。幼少期から虐待や養育放棄に曝露された子どもたちは、アルコールや薬物に手を出す前から、少しでも心の痛みを緩和するために爪かみや抜毛、突発的な暴力など、さまざまな対処行動を取ることがある。それらの行動は、蓄積した不安や怒りを放出したり、別の方向にそらしたりしようとする試みと言っていい。それは他者との言葉のコミュニケーションを一切用いず、一人で完結する単独行動である。

それらの行動をもってしても放出できないほどの激しい暴力や恐怖にさらされた子どもは、最後の手段として記憶そのものを飛ばし、破壊的な外部の刺激から自分の心を守ろうとする。これが解離性障害と呼ばれる精神疾患であり、しばしば何らかのアディクションも伴うことで、病状がさらに複雑化していく。解離性障害は数十分から数時間におよぶ一時的な記憶喪失のレベルから、完全に人格そのものが分裂し、人格同士の記憶の共有がほとんど不可能になっている多重人格（最近は解離性同一性障害と呼ばれる）のレベルまで、重症度には差がある。

解離性障害はアルコール・薬物の患者一〇〇人中三九人に認めたとする研究報告［注14］もあり、アディクション臨床では決して稀ではない。しかし、時に衝動的な暴力や自傷行為を示すことがあるので、患者はいまだに医療関係者から「記憶がないふりをして周囲を振り回しているだけ」などと非難されたり、「うそが多くて言っていることが信用できない」などと冷ややかな視線にさらされたりすることがある。実際には症状の重症度と衝動性、そして病状の一貫性などを確認すれば病気を偽っているだけ（詐病）か、実際に解離性障害に罹患しているか判別に困ることは少ない。解離の病態になじみのない読者のために、以下に具体例を提示する。

〔症例〕多剤乱用を伴う解離性障害（二〇代女性）

現病歴：就学前に弟が母に絞殺される場面を目撃。みずからも母に絞殺されそうになった。事件後、両親は離婚（後に母は自殺している）。小学校低学年頃から急にクラスで絶叫したり、ボーッとしたりする症状が出現。他の児童たちに嫌がらせをしたり、頻回にうそをついたり、暴力行為が目立ち、解離性障害の診断で小児精神科に複数回入院歴があった。中学校に進んでも不登校がちだった。高校では、教師に対する傷害事件を起こし、長期間措置入院〔注15〕した。入院中、病室をライターで放火する問題行動もみられた。その後も父に対して暴力をふるったり、ビルの二階から衝動的に飛び降りたり、包丁を持って徘徊したりして措置入院を繰り返した。そのたびに病名は境界性パーソナリティ障害〔注16〕、統合失調症、発達障害など、移り変わっていった。四回目措置入院後の外来で、私が主治医となった。

以下に、私が担当後聴取した生活歴と病歴の追加情報を提示する。

追加情報：幼少期より実母は本人の目の前でシンナーを吸引していた。父は離婚後数年して再婚したが、継母は本人のテストの点数が悪いと棒で叩いたり、帰宅が遅れると全裸で屋外に放置したり、朝寝坊すると全身をガムテープで巻いて押し入れに放置したりするようになった。言うことを聞かなかっただけで、継母は本人の手背にタバコの火を押しつけたりペンチで腕をつねったりすることもあった。

小学校高学年で両親は再び離婚。すぐに父は二度目の再婚をしたが、今度は飲酒後酩酊した父が二番目の継母に暴力をふるう場面を目撃するようになった。継母は本人に対しては優しかったが、数年後、夫の酒乱と暴力に耐えかね、本人が中学生の時、家出したまま帰ってこなかった。すると今度は父が本人に対してシンナーの吸引を勧めるようになり、酩酊した本人に対して性的虐待を加えるようになった。中学校では、いじめを契機に保健室登校するようになり、急に男の子のような服装や言葉遣いをしたり、リストカットをしたりするようになった。

高校に進む頃には、飲酒が止まらず仕事も休みがちになっていた父から酒代を稼ぐよう命じられ、本人は飲酒して酩酊状態で売春するようになった。突然夜間徘徊する行動も時折みられた。父との性的関係は続き、しばしば互いに酩酊状態で殴り合いの喧嘩をして、本人が措置入院となるパターンが続いた。入院先では、担当医に父からの性的虐待を語ることもあったが、信じてもらえないと感じると「うそだった」とみずから否定することを繰り返した。

支援の実際：私が担当するようになった当初も短髪で化粧っ気はまったくなく、絶対にスカートをはくことはなかった。「なんで女に生まれてきたんだろう」「自分は周囲のみんなをダメにしてしまう」などと語ったり、役所のケースワーカーに父からの虐待をほのめかす発言をしたりすることもあった。担当して数ヵ月後、以前から覚せい剤を乱用していることを告白し、断薬のため、みずから入院を希望した。病室では、突然ボーッとした表情になって小さな子どものような言葉遣いに変わることがあった。その後、数日して初めて私に身体的・性的虐待被害について詳細に語ってくれたため、父との同居生活をやめることを提案。本人の同意を得て、遠方の依存症リハビリ施設に入所したが、半年後に解離を起こして包丁を振り回す行為があって、再び私の勤務先に転院してきた。

入院中にアパートを契約し、父とは離れて暮らす方針とした。その後、私は遠方の病院に異動となったが、予定どおり本人はアパートでの一人暮らしを始めた。訪問看護を導入し、地域の作業所にも通所するようになった。精神的に不安定になった際には、短期の休養入院をその後何度も繰り返した。

私が最初に担当した頃から七年が経過し、再び私が外来主治医となった頃には、彼女は結婚しており、精神障害者枠で一般企業に就職し、事務員としてフルタイムで働いていた。また、スカートをはきこなし、化粧もするなど、すっかり女性の外見に違和感がなくなり、英検二級を受験したとも語っていた。精神科の薬物療法がまったく必要ないほど精神的には落ち着いており、二年程度通院してもらった後、定期的通院は不要とした。

提示した症例は、就学前から過酷な事件や虐待に曝露され、低年齢の子どもでは到底理解することも耐えることもできないレベルの苦痛が続いたために、いわば電気のブレーカーを落とすのと同じように、意識を身体から一時的に切断して生きのびてきた。彼女が大人たちから受けてきた暴言や暴力という被害体験の苦痛に対して、彼女はそのまま学校の同級生たちへの暴言・暴力という加害行為に変換することで対処していたのであろう。

さらに父からの性的虐待が始まった時には、アルコールによる酩酊によって苦痛を麻痺させつつ、「自分が女だからいけないんだ」とあえて外見上は男性を装うことで、何とか父からの虐待のダメージを最小限に食い止めようと孤独な対処を試みていたと思われる。

振り返ってみると、アディクトたちが陥る行動のアディクションも単独行動ばかりである。

アルコールや薬物のアディクトたちも、当初は仲間たちと一緒に飲んだり使ったりしていたのが、アディクションが進行していくと、いつしか単独で飲酒し、一人で部屋にこもって薬物を使い続けるようになる。ギャンブル、買い物、セックス、インターネット、さらには自傷行為や過食嘔吐に至るまで、どの行動のアディクションもアルコールや薬物と同様に、誰かと言葉によって本音の感情のやりとりをする必要がまったくなく、自分の都合だけで行動を開始し、終えることができる。それらの行動のアディクションはどれも、行動を開始する際に一定の緊張感や高揚感を伴い、行動を終える際には緊張の放出や緩和がもたらされるという共通点をもっている。自律神経の興奮と弛緩という一連のプロセスは、患者に蓄積している不安や不満、怒り、孤独感などの負の感情から、一時的にせよ患者の目をそらしてくれるのである。

アルコールや薬物の乱用をやめたアディクションの患者がギャンブルやセックスなど他のアディクションに移行していく現象（クロス・アディクション）は、アディクションの臨床に従事したことがある人なら周知のことである。人に頼ることに不安が強く、何とか自分一人で生きづらさに対処しようと考えている限り、アディクトのクロス・アディクションは止まることがないのだ。

［注1］Preventing drug use among children and adolescents. 2nd ed. はすべて英文だが、ＮＩＤＡのウェブサイト（http://www.drugabuse.gov/publications/preventing-drug-abuse-among-children-adolescents/acknowledgments）で誰もが閲覧、ダウンロード可能な形で提供されている。

［注2］杉山登志郎『子ども虐待という第四の発達障害』七九―八二頁、学研、二〇〇七年

［注3］大阪教育大学の藤田大輔教授による小学生の安全意識調査（二〇〇六年）で使用された調査票を許可を得て利用させていただき、それにアルコールと薬物に関する意識を問う一八項目を新たに追加して調査を行った。

［注4］「少しくらい薬物をやってもかまわない」という質問に「そう思う」「ややそう思う」と答えた群とそれ以外の群とを二群に分けて従属変数とし、「ソーシャルサポート認知」「安全統制感」「自尊感情尺度」「児童ストレス尺度」の計四種類の下位項目ごとに二項ロジスティック回帰分析（変数増加法）を行った結果、$p<0.05$が得られた質問項目。この調査結果は二〇一一年一二月九日のアメリカ依存症精神医学会（ＡＡＡＰ）で発表した（Kobayashi, O. et al.: Junior high students' attitudes toward substance use: comparing Japan and the United States）。

［注5］Dube S.R. et al.: Childhood abuse, neglect, and household dysfunction and the risk of illicit drug use: the adverse childhood experiences study. *Pediatrics* 111(3): 564-572, 2003.

［注6］過剰適応は、集団主義的傾向の強い日本で特に注目されてきた概念である。北村晴郎は社会的・文化的環境に対する適応を「外的適応」、内面的に幸福感と満足感を経験し、心的状態が安定した過程にある場合は「内的適応」と呼んだ。そして、異常な適応の一つとして「外的適応が内的欲求の満足を犠牲にすることによって得られ、その結果、内的な適応の異常が生ずる場合」（『適応の心理』三二頁、誠信書房、一九六五

年）を挙げた。「社会文化の代弁者である父や母からの教訓や禁止にあまりに盲従するような場合には、一種の過剰適応の意味をもつことになる」（同、一〇六頁）。

［注7］「ハードドラッグ群」「ソフトドラッグ群」と各質問項目の回答（「はい」と「いいえ」）でχ二乗検定を行い、$p<0.01$を有意差ありとした。

［注8］「ハードドラッグ群」「ソフトドラッグ群」でそれぞれ該当した「生きづらさ」の平均項目数についてMann-Whitney検定を行い、$p<0.01$を有意差ありとした。

［注9］天貝由美子（一九九五、一九九八年）が開発した全一八項目からなる四検法の自記式評価尺度で、「自分への信頼」「他者への信頼」「不信」の三つの下位項目から成る。

［注10］DAST-20と「不信」の点数の相関係数（Spearmanのロー）$r=.304, p<0.05$

［注11］AUDITと「不信」の点数の相関係数（Spearmanのロー）$r=.293, p<0.01$

［注12］DAST-20と「自分への信頼」の点数の相関係数（Spearmanのロー）$r=-.340, p<0.05$

［注13］小林桜児「いわゆる『パーソナリティ障害』症例におけるアルコール・薬物問題をどのように認識し、対応するか―Khantzianの『自己治療仮説』と『信頼障害』という観点から」『精神医学』五四巻一一号、一〇九七―一一〇二頁、二〇一二年

［注14］Ross, C.A. et al.: Dissociative comorbidity in 100 chemically dependent patients. *Hosp Community Psychiatry* 43(8): 840-842, 1992.

［注15］自殺や他者への傷害におよぶ恐れのある精神科救急患者に対して、都道府県知事の命令に基づいて行われる強制入院のこと。

［注16］パーソナリティ障害は、物の考え方や感じ方、対人関係のパターンなどさまざまな領域で偏りが目

立つことにより思春期以降に発症する精神疾患の一つで、特に境界性パーソナリティ障害は「孤独に耐えられないこと」「見捨てられることを極端に恐れること」が特徴。物質乱用や過食嘔吐、自傷行為など衝動的な行動と気分の極端な変動を伴うことが多い。

第3章 人を信じられない、物も信じられない——アディクトのジレンマ

アディクションの蜜月期

前章で説明したように、ハードドラッグ群のアディクトたちの多くは家庭内の虐待や養育放棄、学校での不適応などを経て、中学校や高校に上がる頃には、家族でも学校でもない第三の居場所探しを始める。それが不良グループや恋人との交際、あるいは就職などである。たまたまその第三の居場所で仲間や恋人、同僚などが薬物を使っていると、集団への帰属感を高め、居場所を失わないために、本人も薬物を使用し始めることになる。はじめはその居場所にいる

時だけ、仲間や恋人と一緒に「つきあい」で使用していたのが、やがて薬物そのものの効果に気づくようになると、疲れや不安、怒り、寂しさなどの負の感情から一時的でも意識をそらすために、単独で習慣的に使用するようになる。

ソフトドラッグ群のアディクトたちは、周囲に対する過剰適応さえ続けていれば家庭や学校という居場所を失う恐れはなく、我慢と努力が挫折するまで高校、大学あるいは就職へと社会適応のステップを順調に重ねていく。アルコールや向精神薬のアディクトの場合は一〇代から八〇代まで幅があるものの、どこかの時点で過剰適応が挫折した時、やはり湧き上がってくる不安や怒り、寂しさなどの負の感情をアルコール、向精神薬、危険ドラッグ、市販薬などの力を借りて抑え込み、誰の力も借りずにそれら「物」の力だけで対処しようとするようになる。ただし、ソフトドラッグ群の生活背景をもっていても、高校受験や大学受験で失敗するなど早期に過剰適応が破綻し、周囲に挫折のつらさを受け止めてもらえない場合、家庭や学校で孤立して途中からハードドラッグ群に移行することがある。

アルコールを初めて飲んだ人が全員いずれアルコール依存症になってしまうことがないのと同様、世間で流布しているイメージとは異なり、実際には覚せい剤も大麻も危険ドラッグも、睡眠薬や安定剤も、使った人が一〇〇%やめられないアディクションの状態に陥るわけでもなければ、誰もが錯乱状態や幻覚妄想状態になってしまうわけでもない。ただし、当然のことながら、生まれつきお酒を飲めない下戸の体質の人がいるのと同様、他のすべての薬物も、遺伝的に「合う人」と「合わない人」がいることは確かである。使った後、まったく何の効果も感じられない人もいれば、物によっては初回の使用からすぐに意識障害や幻覚妄想状態に陥ってしまう人もいる。

薬物の歴史としては覚せい剤のほうが危険ドラッグよりはるかに長いにもかかわらず、一時期、危険ドラッグの使用者ばかりが救急搬送されたり交通事故を起こしたりしてマスコミに取り上げられたのは、危険ドラッグそのものの歴史が浅く、誰もどの危険ドラッグをどれくらい使用したらどのような効果が得られるか、まったくわかっていなかったからである。覚せい剤と違って、危険ドラッグは法規制をかいくぐるために、非常に短い期間で次々と新しい合成薬物が市場に登場し、一種類の薬物に使用者が慣れないうちに、次の薬物に置き換わっていった。情報は販売店員の無責任なアドバイスか、インターネット上の根拠不明な「人体実験」の報告しかないため、使用者はしばしば思いもよらずに中毒量を使用することになっていたのである。

その点、覚せい剤は多少混入物があったとしても、主成分はメタンフェタミンのまま七〇年以上変わらない「歴史」があり、使用を開始する際は、先輩や恋人、売人やインターネットに至るまで、体験者からそれなりに蓄積された情報を得ることができる。そのため、危険ドラッグの場合のように急性中毒例が続出する現象はみられないのであろう。

人は毒物にはアディクションを発症することができない。なぜなら、一回で必ず急性中毒を起こすのであれば、習慣的な反復使用ができないからである。人がアディクションを発症するためには、必ずそれが使用者にとって一定の心理的な効果があり、「役に立っている」時期が、そのドラッグに関して成功体験を重ねていた時期が、一定期間存在しなければならない。

風邪薬を飲んで「風邪が治った」という成功体験を重ねた人が決して風邪薬のアディクションを発症することがない理由は、その使用目的が「風邪」という身体症状を治すことであって、本人の心理的な問題、感情の問題に対して使用されていないからである。風邪を発症する頻度はあまりに低く、通常の使用頻度では風邪薬の耐性がつく危険性は皆無である。しかし、本来の風邪症状に対してではなく、疲れやイライラ感に対して自己判断で風邪薬を「処方」するようになると、心理的な苦痛の程度に応じて無制限に使用量が増えていくことになり、風邪を引くのと比べてはるかに高い頻度で使用回数も増えていく。その結果、耐性が生じ、飲んでも以前のような心理的効果が得られず、次々と使用量と頻度を増やしていかざるをえない「コントロール喪失状態」がやがて出現する。これがアディクションの発症である。

自己治療仮説

一九七四年にカンツィアンというアメリカの精神医学者が、ヘロインのアディクトたちについて、彼らがヘロインを使用する理由は心の痛みに対して自己判断による「治療」を試みているからだ、と主張する論文を発表した［注1］。それは後に「自己治療仮説」と呼ばれ、ヘロインに限らず、さまざまなアディクションについて語られるようになっていった。

たしかにアディクトたちは、みずからの何らかの心理的な必要性に駆られて、アルコールや薬物をみずからに「処方」する気分で使用し始める。しかし、自己治療的な使用が、すべてコントロール喪失に陥り、アディクションの発症につながるかと言えば、必ずしもそうではない。

たとえば「機会使用者（レクリエーショナル・ユーザー）」について考えてみてほしい。彼らはアルコールであれ、大麻や覚せい剤、あるいはギャンブルのような行動のアディクションであれ、「飲み会に呼ばれた時だけ」「パーティーやサーフィンの時だけ」「連休中だけ」などと費やす時間や使用量、頻度を限定できている人たちである。彼らの中には、「旅行中、眠れない時だけ」「パーティーで知らない人に会う緊張を和らげるため」「仕事の疲れが蓄積した時だけ」「週末退屈した時だけ」などといった心理的な必要性に応じて限定的に自己治療をしている者もいる。自己治療的に「機会使用」している人が全員アディクトになっていくわけではなく、むしろ機会使用者のままで終わる人のほうが実際にはアディクトより多いことは、第1章の「アディクションと脳障害」の節で紹介したアメリカの地域研究や、身近な合法ドラッグであるアルコールを飲む人々を例に取ってみれば明らかである。本書を読んでいるあなたの周囲にも、アルコールやタバコ、パチンコなどを使って「限定的に」自己治療を行っているが、アディクトとは言えないレベルの人たちが必ず一人や二人はいるはずである。

自己治療的行動は決してアディクトに特徴的なものなのではなく、むしろ人間である限り誰もがみずから心理的苦痛を感じた時に取る本能的な行動と言っていい。カンツィアンの功績は、それまで快楽主義的と解釈されていた薬物のアディクトたちの行動の背景に、心理的苦痛を発見したことにある。しかし、心理的苦痛に対してアルコールや薬物を自己判断で摂取するという自己治療仮説だけでは、なぜある人は機会使用者にとどまり、ある人はアディクションを発症してしまうのか、説明することができないのである。

自己治療から信頼障害へ

将来アディクションを発症する人もしない人も、誰もがある時点で「疲れを癒やすため」「深く眠るため」「退屈を感じたから」「なんとなくイライラしたから」といった理由で自己治療的にアルコールを飲み、タバコを吸い、パチンコにふけることはありうる。私がアディクトたちの病歴を詳しく聴き取っているうちに、重症なアディクトと、ほとんどアディクトとは言えないほど軽症な患者や回復したアディクトたちとの違いが顕著に表れていた点は、心理的孤立の度合い、人に対する不信感の度合い、つまりは人に頼れない度合いであった。

機会使用者たちが機会使用のままにとどまれている理由は、心理的苦痛が生じた時、アルコールや薬物などといった「物」やパチンコなどの「単独行動」以外に頼る手段を、レパートリーをもっているからである。たとえば中高年の男性が、仕事のストレスと子どもの非行問題と、親の介護の問題を一度に抱えてしまった時、寝つきが悪くなることはありえないことではない。やがて寝酒という形で「自己治療的」な飲酒行動を取る人も出てくるであろう。自己治療的なアルコール使用者のうち、浅い眠りに対してお酒という「物」以外に頼る先がない人は、やがて耐性が形成されるようになることは必至であり、ひたすらアルコールの量や頻度を増やしていくしかない。問題を一人で抱え込まず、職場で、家庭内で、あるいは役所や医療機関などの第三者に対して適切にSOSを発信し、相談し、愚痴を聴いてもらい、人に助けてもらうことに何の躊躇もない人であれば、ストレスや問題はやがて少しずつ減っていき、アルコールの力に全面的に頼らなくても、やがて眠りの質は改善していくであろう。

自己治療的なアルコールや薬物の使用そのものがアディクションの原因なのではない。さまざまな生きづらさから生じる負の感情に対して、自己治療的なアルコールや薬物の使用、あるいはギャンブルなど、他者との感情の交流が一切ない、単独で完結する行動以外に対処する方法をもっていないことこそが、アディクションの原因なのである。

アディクトは断酒断薬を実現・維持していくために、しばしば周囲から「何か趣味をもつべきだ」などと助言を受けることがある。たいていの場合、アディクト本人が選ぶ「趣味」はスポーツジムや散歩、読書など、やはり他者との交流を伴わない単独行動ばかりである。アディクトのような生きづらさをもともともっていないのであれば、たしかに登山やジョギング、写真撮影など単独行動の趣味だけで気分を切り替え、日常的な負の感情に対処できる人も稀ではないだろう。

しかし、アディクトがアディクトである所以は、まさに彼らが抱えている生きづらさと、その経験から派生した他者不信と心理的孤立、つまりは「信頼障害」にある。信頼障害を抱えていない人ならば、普段は単独行動の趣味だけで過ごしていても、何か人生において重大な困難に直面した時、単独行動だけで何とか対処しようとすることはなく、基本的な他者への信頼感に基づいて、適切に周囲に助けを求め、アディクションの悪循環を回避することができる。

信頼障害を抱えているアディクトは、基本的な他者への不信感から適切に周囲に助けを求めることができず、単独行動だけで何とか負の感情に対処しようとする。しかし、スポーツジムでいくら筋肉を強化しても、人生において直面している困難が消え去るわけではない。やがてスポーツジムだけでは寝つきの悪さや不安感、イライラ感を解消できないことに気づいたアディクトは、より即効性があって、負の感情を麻痺させてくれる効果が高いアルコールや薬物、ギャンブル、あるいは自傷行為や過食嘔吐などに手を出すようになるのである。

アディクトがアディクションに裏切られる時

前章で詳しく述べたように、明白な生きづらさを生きのびてきたアディクトは、幼少期に近親者を失う不安感や、虐待、養育放棄、学校でのいじめに伴う耐えがたい苦痛を一人で我慢してきた。周囲に助けを求めようとしても、本来なら一番助けてくれるはずの親が加害者本人であったり、いじめ被害を訴えても「あなたがわがままだからでしょう」「そんなことあるわけないでしょう」などと取り合ってもらえなかったりして、彼らは人生の早い段階で他者にSOSを出すことを諦めてきた。

暗黙の生きづらさを生きのびてきたアディクトたちも、家庭や学校という居場所を失わないために自己犠牲的な我慢と努力、つまり過剰適応を続けてきた。自分が本音を漏らさなければ、自分さえ我慢して周囲の期待に応え続ければ、家族も学校生活もうまくいくのだから、と誰かにみずからの正直な感情を吐露することを諦めてきた。

つまり、アディクトは「我慢を続けてきた人」なのだ。だからこそ、彼らはアディクトではない人々より実ははるかに我慢強い。通常ならとっくに音を上げて、誰かに泣きつきたくなるような状況でも、アディクトは我慢し続ける。泣きつけるほど信頼できる、安心できる他者を彼らはもっていないからである。

アディクトにとって「他者」とは自分に危害を加えたり、プレッシャーや不安を与えたりして何らかの苦痛を強いる存在、常に気を遣い、我慢しなければならない相手でしかない。彼らが「恋人」や「親友」、「兄貴」などと呼ぶ「他者」も、完全に安心できるわけではない。常に相手の機嫌をうかがい、相手に負担を与えないよう配慮し、相手の期待に応え続けなければ見捨てられてしまう、という潜在的な不安と表裏一体の存在なのである。だからこそ、家族や友人たち、同級生や職場の同僚などには気づかれていないが、アディクトたちは基本的に「人」と一緒にいると疲れるのであり、信頼関係ができて本音を言ってくれるようになると、「本当は一人でいるほうが楽」と答えるものである。

アディクトの「我慢のダム」は、アディクトでない人たちと比べて、常に満水に近い。彼らはダムの容量ギリギリまでいつも我慢しているので、アディクトが我慢の限界に達した時は、ダム決壊の一歩寸前なのであり、ただちに大量の「我慢の水」を放流しなければならない。だからこそ、アディクトたちが好む「物」や「行動」は、いずれも即効性があって、我慢からの解放感やこれまでの我慢に対する達成感を、報酬効果を確実に与えてくれるものばかりなのである。飲んでから何時間経っても効果が実感できない薬に依存するアディクトはいないし、何時間や何日もの苦痛を我慢しなければ達成感を得られないような行動（たとえばマラソンや登山）に依存するアディクトもいない。飲んで数分以内に酩酊感や高揚感を得られるアルコールや覚せい剤、自分のペースで単独で行動を開始することができて、直後か、遅くとも数分から数十分程度で手軽に高揚感や解放感を得られるパチンコ、インターネット上のゲーム、買い物、セックス、過食、あるいは自傷行為などが、アディクションになりうる「物」や「行動」なのである〔注2〕。

それら「物」や「行動」のアディクションに頼れば、我慢が限界に達した時、不安や疲労感、イライラ感や怒りといった我慢に伴うさまざまな負の感情は瞬時に「放流」され、「人」に一切頼ることなく、安心感や解放感、高揚感を体験することができる。そうして心が楽になったアディクトたちは、自分が普段我慢して隠している本音や負の感情を周囲の人々に気づかれることなく、表面的には元気で明るく真面目な「ふり」をして、再び「人」のいる「我慢の戦場」へと踏み出すことができるようになるのだ。

しかし、即効性があって、効果を実感しやすい「物」や「行動」は、一方で身体的には耐性が、心理的には学習効果が生み出されやすい、というマイナス面ももっている。アルコールや薬物は肝臓で以前より速いスピードで分解されるようになり、脳もアルコールや薬物の薬理作用に「鈍感」になっていく。心理的にも、行動から得られる効果を脳が事前に予測するようになり、高揚感や解放感は低下していく。その結果、以前と同じ量や頻度、時間では期待するほどの酩酊や高揚感、解放感が得られないため、アディクトはますます量、頻度、時間を増やし続けるしかなくなっていく。二日酔いや、覚せい剤が体から抜けた後の倦怠感が長引くようになり、パチンコや性風俗、買い物、過食用の食べ物の購入で失う金額が、インターネットのゲームやセックス、自傷行為に没頭する時間が増えていく。やがて無断欠席や欠勤、成績や仕事・家事能力の低下、借金の発覚などといった形で、普段の生活や学業、仕事、家事に影響が出始める。

こうして異変が周囲に気づかれてしまう時が、アディクトがアディクションに裏切られる臨界点である。それまで何とかアディクションの力を借りることで、周囲に気づかれずに本音の感情を覆い隠すことができ、我慢と努力を続け、周囲の期待に応え続けてこられたのが、同じアディクションによって周囲の期待を裏切り、周囲から非難を浴びることになってしまう。だらしがない、我慢が足りない、責任感がない、などと周囲から叱責されると、アディクトはその場ではうそをついてアディクションの存在を隠そうとする。そして、叱責されたことで心の中に湧き出てくる自責感、劣等感、屈辱感、不安、不満、怒りなどの本音の感情に、再びアディクションの力を借りて蓋をしようとする。その結果、またもや生活に支障が出て、うそがばれ、ますます周囲からの非難が増えて、それまで以上に周囲からアディクトは孤立していく。学校を中退し、会社を辞め、家族とは別居する。

典型的なアディクトが依存症の専門医療につながるのは、そこまでアディクションの病理が進行してきた頃である。アディクトははじめ頼りたかった「人」に裏切られ、今や頼りにしていた「物」にも裏切られている。それでも、ほんとうに苦しい時に「物」はかつて自分を助けてくれた、という記憶は残っている。「人」に助けてもらった記憶は、ない。だからこそアディクトは「物」に頼り続ける。「今度こそ、うまくいくはず」とみずからを奮い立たせながら、失敗を繰り返すのがアディクトのジレンマなのだ。

［注1］Khantzian, E.J. et al.: Heroin use as an attempt to cope: clinical observations. *Am J Psychiatry* 131(2): 160-164, 1974.

［注2］買い物やセックスは一見すると単独行動ではなく、他者に頼らなければ不可能な行動に見えるかもしれない。実際には、アディクションとしての買い物やセックスの場合、店で出会う店員やインターネットショッピングの担当者、性風俗・出会い系サイトで出会う相手や不倫相手などは、決して本音の感情の交流を伴う他者ではない。アディクトは相手に対して自分のごく一部しか開示せず、うそをつくことも多い。他者は自分の欲求を満足させるための手段や道具に過ぎないのである。インターネットがアディクトに好まれるのも、それが本質的に匿名性をはらんでいるからである。

第4章　アディクトとの初回面接──援助者はどう向き合うべきか

アディクション支援のパラダイムシフト──動機づけ面接法

「酒や薬物、パチンコなどがやめられない人」。普通、援助者はアディクトと出会う時、まず相手のことをそう考えるものである。そして、なんとか酒や薬物、パチンコをやめさせようとする。そう考えた瞬間から、アディクトと援助者は決定的にすれ違う。アディクトはやめたくない。あるいはやめたくても、やめる自信がないし、やめるために人が助けになるなどと信じてはいない。やめるにしても、自分一人の力で何とかしてみせる、としか思わない。

アディクションの援助者たちは従来、そんなアディクトたちのことを「否認が強い」「病識がない」などととらえてきた。そして、否認を乗り越え、病識を獲得してもらえるように、援助者はアディクトを説得したり、アディクション的な行動の証拠を次々とアディクトの前に提示したり、いかに彼らがアディクションの病を抱えているか、認めざるをえないところまで追いつめようとしてきた。

かつては「直面化」などと言われてきた、このようなアディクションの面接の方法は、一九八三年に発表されたミラーの動機づけ面接法に関する論文［注1］以降、劇的に変わり、アディクトを否認へと追いつめない共感的な対話の仕方が今や世界中で、（少なくとも専門家の間では）アディクション臨床の新たな常識として定着しつつある。動機づけ面接法は二一世紀のアディクション臨床にとって、いわば「教養」のようなものであり、アディクトの援助に関わろうとする者であれば誰もが最低限の知識をもっておくべきである［注2］。

本章のテーマである、信頼障害仮説に基づくアディクトの初回面接を行う際にも、動機づけ面接法の基本的な考え方を理解しておくことは必要不可欠と言っていい。本書の読者の中には馴染みが薄い方もいるかもしれないので、初回面接の詳細を語るうえで前提となる動機づけ面接法の要点を紹介しておきたい。

動機づけ面接法が私たちに教えてくれた最も画期的な点は、「やめさせたければ、『やめろ』と言わない」という大原則にある。アディクションをやめるべきか、続けるべきか、迷っているアディクトに対して、「やめろ」と正論を説く行為のことを、ミラーとロルニックは「正したい反射（righting reflex）」と呼んだ。相手が迷っている場合、正論で説得しようとすると、そのような話し方は聞き手の側に自然と反発心を生み出し、正論とは逆の考え方を弁護する反応を誘発してしまう。アディクトの「否認」とは、迷っている人間ならば誰にでも起こりうるごく自然な反応に過ぎず、アディクト側の精神病理の問題というよりも、それを誘発しやすい話し方しかしてこなかった援助者側の面接技術の問題だったのである。

たとえば今、本書を読んでいるあなたに娘か親しい女友達がいるとしよう。あなたの娘または親友が、とんでもない遊び人の男か、あるいは口先だけの既婚男性と恋愛関係に陥っている状況を想像してみてほしい。娘さんや女友達本人も、多少は相手の男が遊び人であること、あるいは既婚者との恋愛には固有のリスクを伴うことを理解しており、不安や迷いがまったくないわけではないはずである。しかし、それを上回る何らかの利点があると本人は思っているからこそ、交際を続けているのである。

そのような状況で、あなたが親として、あるいは親友として頭ごなしに「その男とは別れるべきだ」「そんな関係はやめておいたほうがいい」などと正論を言って本人を説得しようとすれば、十中八九、結果はあなたの期待する方向とは逆になるはずである。本人はあなたに対して、相手の男のいい点を列挙して反論してくるか、下手をするとあなたとは一切口をきかなくなってしまうかもしれない。よかれと思ってあなたが行ったアドバイスが、かえって「ロメオとジュリエット」状態に二人を追いやり、関係を強化することに手を貸すことになってしまうであろう。

ミラーとロルニックは動機づけ面接法の基本原則として、援助者のほうが正しい判断ができ、「正解」を知っている、という専門家意識や「上から目線」を排除し（協働 collaboration）、アディクトを援助者の価値観で裁かないこと（受容 acceptance）を挙げている。そして基本的な面接技術として、援助者のペースですぐにアルコールや薬物との関係を断ち切る話題へと進めるのではなく、まずは患者が関心を寄せる話題を優先すること、患者の欠点より長所を見つけること、そして患者の語っている内容から、その本意を援助者がくみ取り、要約して返すこと、などといった対話の姿勢や方法を勧めている。

動機づけ面接法では、断酒断薬の必要性を認めない「現状維持の言葉」（sustain talk）を誘発しないために、基本的にアディクトには歓迎ムードで接し、むしろ断酒断薬へと踏み出す

「変化の言葉」（change talk）を喚起するような開かれた質問を行っていく。たとえば「現状の何を変えないといけないと思っていますか？」「このままお酒や薬物、パチンコを続けたら、その先に何が起こりうるでしょう？」「仮に断酒断薬できたら、何が変わるでしょう？」などといった質問をすれば、患者は現状のアディクションを変える必要性や、変わらないことのデメリット、変わることのメリットを返答する可能性が高まる。逆に「なんで飲み続ける／薬物を使い続けるんですか？」「なんで断酒断薬できないの？」などといった非難めいた質問を投げかけると、「だって○○なんだから仕方ないじゃないか……」などといったアディクションを続ける方向の自己弁護（つまり現状維持の言葉）しかアディクトから引き出せないであろう。

アディクションを続けようかやめようか、迷っているアディクトの言葉には、常に現状維持の言葉と変化の言葉が入り交じっており、援助者の言葉のかけ方次第で、アディクトから否認、つまりは現状維持の言葉を誘発することも、あるいは変化の言葉を引き出すこともできることを動機づけ面接法は教えてくれるのである。

一方で注意しておかなければならないことは、動機づけ面接法は、断酒断薬の必要性を一切感じておらず、まったく迷っていない患者には効果があまり期待できないという点である。

動機づけ面接法は、あなたがしてほしいことを相手にやらせるように人々の心を操作する方法などではもちろんない。動機づけ面接法を使えば、相手の心の中にまったく存在していない動機づけを、新たに作り出すことができるわけでもない。〔注3〕

動機づけ面接法は、本人の価値観や目標、利益に反することをするように人を誘導する技術なのではない。変化の方向性が、クライエント自身の目標や価値観と何らかの形で一致していなければ、動機づけ面接法は効果を発揮することなどできないのである。〔注4〕

実際のアディクションの臨床現場では、動機づけがきわめて浅く、「今日は家族に言われて仕方なく来たけど、自分としては断酒断薬するつもりはまったくない」「自分は依存症じゃないから、定期的に通院するつもりも入院するつもりもない」などと診察前から宣言している初診患者は稀ではない。アディクションの臨床で最も困難な仕事は、まさにそのような断酒断薬の意志がまったくないアディクトといかに治療関係を結ぶか、という点にある。

迷い始めているアディクトなら、まさに動機づけ面接法の基本原則に従って、迷いに共感し、「やめろ」と正論を言わず、変化の言葉を引き出すような質問を繰り返していけばいい。迷いの段階は過ぎ去り、明確に断酒断薬をみずからの目標として設定しているアディクトであれば、具体的な治療や再発予防策をともに考えていけばいい。

では、少なくとも表面上はまったく迷いのない、変化への動機づけのないアディクトにはどう関わればいいのだろうか？

アルコールや薬物の使用、ギャンブルなど問題行動と、本人が大切にしている価値観や人生の目標などとの間に矛盾が存在しなければ、動機づけ面接法は効果を発揮できない。表向き、何ら矛盾がなさそうなアディクトに対する面接法としては、ミラーとロルニックは以下の五つのヒントを与えてくれている［注5］。

(1)アルコールや薬物の良い面と悪い面について、アディクト自身が知っていることを話してもらう。誤解があれば、援助者は手短に指摘し、修正する。

(2)普段の日常生活の流れを詳細にアディクトに語ってもらい、アルコールや薬物の使用を含めた行動パターンや気分の変化について一緒に確認する。語られた内容を強引に断酒断薬の根拠として利用しないよう、援助者は注意する。

(3)アディクトを取り巻く周囲の人たちが、アディクトに対してどんなことを心配しているのか、なぜ心配しているのかなどについて、アディクト自身はどう理解しているのかを一緒に確認する。

(4)アディクト本人の価値観や人生の目標について語ってもらう。アルコールや薬物の使用とそれらの価値観とが両立できないことが明白でも、援助者は指摘すること（正したい反射）を我慢しなければならない。アディクトがみずから矛盾に気づき、それを言葉にするまで待つ。

(5)以上の(1)〜(4)まで試みても、やはり何ら現状を変えたいというアディクトの気持ちが生まれない場合は、援助者は無理をせずアディクトの自主性を尊重する。「将来、気が変わったらいつでもいらしてください」と声かけして「迷いの種」を播いておく。

私が次に述べる信頼障害仮説に基づく初回面接は、これまで紹介してきた動機づけ面接法のさまざまな考え方やヒントを状況に応じて適宜用いつつ、共感的な言葉を織り交ぜながら、アディクト自身が無意識に蓋をしてきた、アディクションの誘因となる「感情」をアディクトと一緒に見つける作業と言ってもいい。

初回面接の流れ

はじめに読者にお断りしておくが、以下に述べる初診の進め方は当然のことながらアディクションの患者に対する私のやり方に過ぎない。決してアディクション臨床における精神科医の標準的な初診の進め方を説明したものではないので、ご了承いただきたい。

それでは、私の初診診察室にご案内しよう。

まず、初診患者が診察室に入ってきたら、患者の名前の確認と、初診医の自己紹介を行う。同伴の家族や福祉事務所の人がいる場合、私は原則として患者本人だけに先に診察室に入ってもらい、付き添いの方は後で診察室に呼ぶことが多い。患者に少しでも本音で語ってもらいたいからである。ただし、初診の前に行われる依存症担当ケースワーカー（精神保健福祉士）による予診（インテーク）や、外来看護師による身長・体重・血圧などの測定（計測）、過去の身体の病気や持病の有無（既往歴）の確認の際に、明らかに幻覚妄想症状や認知症の存在が疑われる場合、あるいは患者本人が望む場合には、はじめから同伴者に同席してもらう。

なお、神奈川県立精神医療センター依存症外来ではすべての初診患者に「主治医」がいるのと同様に、「担当ケースワーカー」と「受け持ち外来看護師」も割り当てられている。そのため、担当ケースワーカーのインテークが終わり、初診医が診察する際には原則としてその患者を受け持つことになる外来看護師も同席し、看護師の立場から診察中にコメントを挟んだり、患者への声かけや助言をしたりすることもある。

初診医と受け持ち看護師の自己紹介の後は、インテークの情報や、患者が持参していれば紹介状の内容を踏まえたうえで、患者本人が今一番困っていること（主訴）か、当センターを受診するに至った経緯について患者に質問する。

患者が自発的にではなく、周囲の家族や職場の上司などから受診を勧められて受動的に来院した場合、私はそう勧められた際の患者本人の気持ちを必ず聴くようにしている。たいていの患者は「あんまり女房がうるさく言うから……仕方ないですよね」とか、覚せい剤取締法違反で逮捕された患者などの場合は「弁護士さんから受診しろと言われたから、とりあえず来ようと思っただけです」などと比較的正直に答えてくれるものである。それに対して私は、「そもそも家族に何を言われようと、てこでも家から出ない人もいる」「初診までの待ち時間を待ちきれずに怒って帰ってしまう患者もいる」ことなどを伝え、「本日初診の診察までこぎつけられて、ほんとうによかった」と率直に自分の感想を伝えることが多い。また、患者が正直に思いを話してくれたことに初診医として感謝の意を示し、患者の気持ちに共感の言葉もかける。少なくともこの診察室の中は安心して本音の感情を言える場所であることを、診察の早い段階で患者本人に実感してもらいたいからである。

当センターの初診に至るまでのおおまかな経緯や、依存症外来を受診することに対する患者本人の感情を語ってもらうところまでが、だいたい初診の導入部分に相当する。患者は意志が弱いことを医者から説教されたり、「すぐにでも入院して断酒断薬することが必要である」などと宣告されたりするのではないか、下手をすると強制的に隔離室に連れていかれて閉じ込められるのではないか、などと心のどこかに先入観からくる不安を抱えながら初診の診察室に入ってくることが多い。だからこそ、依存症外来における初診の導入部分の意義は、とにかく患者の期待をいい意味で「裏切る」ことにあるのだ。

家族の主観的なイメージ

導入の次は、家族関係を確認する段階である。「今後の診断と治療のために、できれば生い立ちから少し振り返らせてください」「言いたくないことは決して言う必要はありません」と言って患者の承諾が得られれば、ケースワーカーのインテーク情報に沿って、生まれた町や家族構成から確認していく。その際、私が最も重視しているのは、「お父さんはどんな人でした?」「お母さんはどんなキャラクターでした?」「ごきょうだいの性格は?」などと、あえて漠然とした尋ね方（オープン・クエスチョン）で、小学校に上がる前頃から成人する頃までに同居していた家族一人ひとりの人物評を患者に自由に語ってもらうことである。心理的虐待を生きのびてきた人や、過剰適応傾向が強い人ほど、「別に……」「普通です」「優しいです」などと漠然としていて、紋切り型の言葉以外はほとんど家族について語れないものである。

患者に家族のイメージを答えてもらううえでポイントとなるのは、職場や近所、学校などでの対外的評価よりも、患者本人からみた、あるいは患者本人に対してだけしか見せない家族の言葉や行動パターンが語られているかどうか、である。実際の家族の姿を「客観的に」反映しているか否かは問題ではなく、「患者にとって」家族一人ひとりがどのような存在だったのかという、あくまで患者の視点からみた「主観的な」家族のイメージの情報が重要なのである。

〔症例〕暗黙の生きづらさの例（三〇代女性）

彼女は、小学生の頃から成績優秀で、大卒後は母親が勧める企業に就職した。真面目で几帳面な仕事ぶりだったが、入社五年目から不眠と抑うつ状態を発症し、メンタルクリニックで向精神薬を処方してもらうようになった。やがて「薬が効かない」「眠れない」という不安が強まると、アルコールと睡眠薬を合わせて大量に飲むようになり、救急搬送されたり、無断欠勤したりするようになって休職に入った。母の勧めで依存症外来に初診となった。

患者に母親について尋ねた時、「そう言えば、小さい頃、母親は弟ばかり気にかけて、依怙贔屓していた」と不満げに語ったとしよう。実際に母親がかつて依怙贔屓していたのかという真偽のほどは別として、少なくともアディクト本人から「依怙贔屓している」と見えるような状況が存在していたことが重要なのだ。

本人の診察が一段落した後、母親にも診察室に入ってもらって、小中学校の頃のアディクト本人の様子や、家族状況について尋ねたところ、たとえば次のような言葉が語られたとしよう。「お姉ちゃんはしっかりしていて頭もよく、弟のほうがそそっかしくて乱暴な性格だったため、どちらかというと弟のほうに目をかけなければいけないことが多かった」「お姉ちゃんにはいつも安心して家事の分担をお願いしていた」。

相手に対する恨みや不満、怒りの感情には、その裏に必ず相手に対する期待が隠れている。

おそらくその女性のアディクトは、子どもの頃、母親に褒めてもらいたくて、気を利かせて積極的に家事を手伝っていたのであろう。そして、どんなに家事を頑張っても、母親の愛情はなぜかいつも弟のほうにばかり向けられていると確信した時、その怒りは抑圧され、もっと家事を手伝って、もっと学校で優秀な成績を収めて、なんとか母親の注目を自分のほうに引きつけようとする過剰適応の悪循環にはまっていったのであろう。さらに詳しく思い出などを尋ねてみると、たとえば「自分が中学三年生の時、全国作文コンクールで最優秀賞を取った時も、両親はあまり褒めてくれず、同じ時期、サッカーをしていた弟が、地区大会の試合でゴールを決めたことのほうを大喜びしていた」などといったエピソードがいくつか語られるはずである。

ここでは、アディクト本人の語りが「正しい」のか「被害妄想」なのか、誰が「良い」のか「悪い」のか、ということが問題なのではない。生育歴や生きづらさを重視すると、表面上は家族が悪者になってしまうのではないか、と懸念する援助者は少なくない。実際、「私の育て方が悪かったから、あの子が依存症になったのではないか」とはじめから不必要に自責的になっている親もいる。

私は病院や精神保健福祉センター、保健所やダルク［注6］などで家族の相談や助言にも長年関わってきたが、アディクトの幼少期に虐待や養育放棄などといった形で直接の加害者となり、アディクトにとって「明白な生きづらさ」の原因となってきた家族が援助の場に姿を現すことはほとんどない。アディクション関連の家族教室や家族会に参加され、熱心にアディクト本人との関わりを学ぼうとする家族の大半は「暗黙の生きづらさ」をアディクトとの関係で形成してきた方々である。家族たち自身もまた、自分たちの親やきょうだいとの間に「暗黙の生きづらさ」を抱えて成長してきたものの、幸運にも条件がそろわなかったためにアディクションを発症せずに済んでいる場合も少なくない。

私は機会があるごとに、アディクトが「暗黙の生きづらさ」の中で過剰適応へと進み、アディクションを発症する過程を家族にも説明しているが、「責められた」と反発するよりはむしろ「しっくりきた」と納得される家族のほうが圧倒的に多い。アディクションは「家族が悪いから」発症するような単純な精神疾患なのではないことが、家族にも伝わるからであろう。アディクト本人が心理的に孤立せざるをえないような生活状況が偶然発生し、さらに孤立と過剰適応が進行するような条件が不運にもいくつも重なったからこそアディクションを発症したのである。何の予備知識もない家族がそのようなアディクト本人の心理的過程を理解できなくても当然であり、意図せずして本人の心理的孤立と過剰適応を悪化させてしまうような関わりを続けてしまうことこそが、家族が学び克服しなければならない課題なのである。

私がアディクトに家族のイメージを尋ねる理由は、犯人捜しなのではない。アディクト本人の主観的な語りから透けて見える、アディクト自身が抑圧してきた感情を見つけ出し、それに援助者が共感することが初回診察時には重要だからである。

生きづらさを見つける

少なくとも一親等以内の家族については全員、患者に人物像を語ってもらった後は、時間軸に沿って生育歴をたどっていく。学歴、非行歴、職歴、婚姻歴などといった基本的な情報はすでにケースワーカーがインテーク用紙に書き込んでくれているので、私はそれを見ながら、生活歴上の節目と、アディクションが始まった時期、習慣化した時期、そして生活に破綻をきたした時期などとの間に対応関係がないか確認し、情報が足りなければ患者に尋ねるようにしている。

前節で提示した三〇代女性の症例を思い出してほしい。入社五年目から不眠と抑うつ状態を発症しているが、その時期の直前に、家庭や職場で何か変化がなかったか、彼女にあれこれと尋ねてみると、「自分が入社五年目に上司が代わり、新しく着任した女性の上司が自分の業績よりも他の同僚の業績を高く評価していた」という答えが得られたとしよう。しばしば、職場での人間関係とは、幼い頃に育てられた家庭内の人間関係を反映している。上司は親、同僚はきょうだい、と頭の中で置き換えたうえで（精神分析の用語を使えば「転移」を念頭に置いたうえで）、職場の状況をアディクト本人の視点から追体験してみよう。子どもの頃、「頑張っても関心を寄せてくれない母親」に対して抱いていた潜在的な怒りと同じような感情が、上司に対しても向けられた可能性がある。直接怒りを上司にぶつけると上司から見捨てられる恐れがあるので、むしろ自分の本音の感情が漏れ出ないように、アルコールや睡眠薬で心に蓋をするようになった、という仮説を提示してみると、患者の反応によって、生きづらさをどの程度言い当てられているかわかるものである。それまで自分でもはっきりと名づけることができていなかった、長い間我慢していた感情と物質乱用との関係がわかると、アディクト自身が納得して、時には嬉しそうな、ホッとした表情さえ浮かべることがある。

仮説を提示した際、患者が明らかにしっくりきていない表情をしている時は、そのような感情の存在を認めたくない本人なりの理由があるか、いまだ語られていない他のエピソードや感情のほうが患者にとって大きな影響を与えている可能性を考える。その場合は、アディクション的な行動を患者が取る直前の生活状況のパターンとして他にどのようなものがあるか、さらに患者との対話を繰り返していけばいい。施設によって初回面接に割ける時間には差があるであろうが、私は導入部から生きづらさの同定までをおおよそ一時間から一時間半以内に終わらせるようにしている。時間がない時は、初回面接ですべてがわからなくてもいいので、次回面接以降の「宿題」として取っておくこともある。

次に、明白な生きづらさを抱えていた例を紹介しよう。

〔症例〕明白な生きづらさの例（四〇代男性）

二人きょうだいの長男。下に妹がいる。中学校以降、不良集団に所属し、中卒後は職を転々としていた。一八歳から覚せい剤を乱用するようになり、以降複数回の逮捕、服役歴もある。その後、三〇代の頃は自然と断薬できていたが、四〇歳になって覚せい剤の乱用が再び始まった。覚せい剤の使用のことは隠したまま、「眠れなくてイライラする」「新幹線に乗る時に閉じ込められる感じが怖い」などと訴えて近くのメンタルクリニックを受診し、「パニック障害」の診断で向精神薬を処方してもらっていた。自力では覚せい剤をやめられないことを女友達から指摘され、依存症外来初診となった。

彼に家族の思い出を尋ねてみると、小学校時代、父の不倫が発覚し、父がほとんど帰宅しなくなったことをきっかけに、母が頻回に感情を爆発させるようになったと語ってくれた。彼と妹は、自分たちに何も落ち度がなくても、頻回の体罰を母から受けていた。罵声を浴び、叩かれ、冬でも屋外に長時間放置されたり、押し入れに長時間閉じ込められたりしていたという〔注7〕。小学生の頃の彼は、わけがわからないままひたすら耐え、年下の妹を母から守ることで精一杯だった。

この男性は、父の不倫の発覚と母からの慢性的かつ理不尽な体罰という二つの幼少期の生きづらいエピソードを抱えており、どちらも本人にとって父母への信頼感を失う要因となったことは明白である。本人の行動とは無関係に、父親がいなくなったり、母親から暴力をふるわれたりするような家庭環境の場合、もはや過剰適応の余地はない。父母の言うこと（＝社会規範）に従う気も起きなくなり、早々に家庭の外に居場所を求め、遵法意識も低下していったことは想像に難くない。実際、彼にとって最初は不良集団が家族以上に「最も安心できる場」だったのであろう。

だからこそ一八歳の時、その集団の中で親友から覚せい剤の使用を勧められた際、彼が遵法意識よりも集団への帰属意識を優先して使用を断らなかったとしても、何ら不思議ではない。

そして覚せい剤の薬理効果が、父母という「安心できる場所」を失った子ども時代からの寂しさや不安感、やり場のない怒りを吹き飛ばし、彼を強い人間になった気持ちにさせてくれたのであれば、なおさら使い続ける理由になったはずである。三〇代で覚せい剤がなぜか自然と止まっていた理由を確認してみると、たまたまその時期、独立して内装関係の会社を自営するようになり、仕事が軌道に乗って日々の生活が充実していたからであった。

次に、四〇歳になって覚せい剤の再乱用が始まった直前の生活状況を詳しく尋ねてみると、実は信頼していた従業員が会社の金を持ち出して行方不明となり、経営不安が生じていた。同時期、結婚を考えていた交際女性も別の男性に走り、別れることになった。まったく自分自身には落ち度のないことが原因で会社の存続が脅かされ、さらに彼にとっては納得のいかない理由で交際女性との関係も同時期に終わり、喪失感と未来に対する強い不安感にさらされた際、彼の心はもう一度、寒々しい小学校時代に連れ戻されることになる。その時、彼はもはや覚せい剤という「物」以外に安心を得る手段を、信頼できる対象をもっていなかったのである。

初診の診察が始まる前、彼は待たされたことにイライラしていて、突っけんどんな態度が目立っていた。しかし、私たち援助者は彼を犯罪者扱いせず、また単に「発達障害」などとレッテルを貼ったり、覚せい剤が脳に与えた影響で衝動的な覚せい剤の使用が止まらなくなった人、など短絡的に解釈したりすることもしなかった。まず家族背景の聴取から始めて、彼の「生きづらさ」、彼の「アディクト本人の言い分」に耳を傾けていると、次第に穏やかな表情と口調に変わっていった。

科学的な厳密さを求めるならば、たしかに遺伝的な性格傾向や覚せい剤が脳神経系に与える生物学的な変化も、アディクションの発症と慢性化に一定の役割を果たしていることは言うまでもない。しかし、アディクションの信頼障害仮説の観点からみてみると、それらの生物学的な言葉はアディクトとそれ以外の人との「違い」を表現するものでしかない。

「覚せい剤の使用が、たとえ社会規範上は容認されないものであったとしても、少なくとも同じ人間として、同じような逆境にもし自分が生まれ育っていたとしたら、私もあなたと同じように覚せい剤に手を出していたかもしれない」と私は直接、アディクトに伝えることがある。正論ではなく、まず先に援助者のほうがアディクトの言い分を承認し、生きづらさと対人不信の歴史に共感を示すことで、アディクトの側も私たち援助者の言葉に耳を傾け、「物」ではなく「人」を頼ってみようと思い始める可能性が生まれるのだ。

アディクションの援助者になるために最低限必要なことは、動機づけ面接法の言葉で言えば「正したい反射」を抑制する能力、あるいは自分の価値観でアディクトを裁かない能力なのかもしれない。

［注1］Miller, W.R.: Motivational interviewing with problem drinkers. *Behav Psychotherapy* 11: 147-172, 1983.

［注2］ミラーとロルニックによる『動機づけ面接法』は原著第一版の日本語訳が出版されているので、詳しくはそちらを参照願いたい（ウイリアム・R・ミラー、ステファン・ロルニック著、松島義博、後藤恵訳『動機づけ面接法—基礎・実践編』星和書店、二〇〇七年）。なお、本書における動機づけ面接法に関する記述は、ミラーとロルニックによる『動機づけ面接法』の最新の原著（第三版）の内容に基づいている。Miller, W.R., Rollnick, S.: *Motivational interviewing: helping people change. 3rd ed.* Guilford Press, 2013.

［注3］前掲注2、三六頁（訳は筆者による）

［注4］前掲注2、一二五頁（訳は筆者による）

［注5］前掲注2、二四八—二五三頁（訳は筆者による）

［注6］ダルク（DARC）は「薬物依存症リハビリテーションセンター」の英語表記（Drug Addiction Rehabilitation Center）の頭文字をとった略称で、薬物依存症からの回復を支援するための民間リハビリ施設の一つである。一九八五年に近藤恒夫によって東京ダルクが開設されて以来、日本各地にダルクが開設されるようになっている。基本的に薬物依存症から回復した人が職員となって、午前、午後と施設内でグループ・ミーティングを中心としたプログラムを提供し、通所または入寮中のメンバーの支援に当たっている。

［注7］彼が成人した後に一過性に発症した新幹線にまつわる閉所恐怖は、この小児期の「閉じ込められ体験」が影響を与えている可能性が高い。

第5章 なぜアディクトはうそをつくのか

わたしは不幸にも知っている。時には譃《うそ》に依る外は語られぬ真実もあることを。

――「朱儒の言葉」芥川龍之介

だまされる人よりも、だます人のほうが、数十倍くるしいさ。地獄に落ちるのだからね。

――「かすかな声」太宰治

うそも、真実と同様、言葉である。そして、それは言葉であるならば、必ず誰かに向けられた語りである。誰かに向けられた語りであるならば、うその言葉であれ真実の言葉であれ、どちらもある種の自己開示の要素を含んでいると言っていい。芥川がいみじくも述べているように、うそによるほかは語られぬ真実もあるのなら、もはやうそと真実は互いに反対語ではなくなってしまう。真実の反対語、うその反対語は、何も語らないこと、つまり沈黙なのかもしれない。

アディクトの多くはおしゃべりである。統合失調症患者の場合、診察開始と同時に沈黙が診察室を覆い尽くし、あまりの居心地の悪さに、精神科医のほうがつい苦しまぎれに「最近、眠れていますか?」などと通り一辺倒の質問を発してしまう。統合失調症の患者はうそをつけない、とよく言われるが、「うそによってしか開示することができない自己をもてない」と表現することもできるであろう。

アディクトは、その真実とうそを織り交ぜた多弁さを通して、周囲の人々に自己を開示してくれている。アディクトと関わった者たちは、しばしばうその言葉にだまされ、傷つくことで、次第に彼らに対して嫌悪感や苦手意識をもつようになってしまう。しかし太宰の言うとおり、実際にはだまされる周囲の人々より、だましている彼らのほうが「数十倍くるしい」のかもしれない。彼らは不幸にも、うそによるほかは語られぬ真実を私たちに伝えてくれている。

本章では、アディクトの「うそによってしか開示することができない自己」について考察し、周囲の家族や援助者が彼らのうそによって傷つかないための「アディクトのうそとの向き合い方」をお伝えしたい。

アディクトはなぜ、うそを必要としているのか

アディクトがうその言葉を発する理由はわかりやすい。最もありふれた理由は、当然のことながら、アディクションが止まっていないことがばれたくないから、である。特に違法薬物のアディクションの場合、うそは一見すると犯罪者がみずからの犯罪行為を隠蔽しようとする試みそのものであり、精神医療の専門家たちも含めて、多くの人々が反感を高めるきっかけとなる。では「所持や使用が合法なドラッグ」であるアルコールや市販薬（鎮痛剤や咳止め薬など）、あるいは自分に処方された向精神薬のアディクトの場合はどうだろうか。彼らも乱用が止まっていないことがばれたくない時、うそをつく。彼らのうそは犯罪の隠蔽工作ではないが、にもかかわらず、やはりアディクトのうそに対する周囲の反感は違法薬物の場合とさして変わりがないと言えるだろう。

アディクトがしばしば「うそつき」とみなされ、嫌われる原因は、本質的には乱用物質の違

法性の有無にあるのではない。むしろ、そもそもアディクションという病態が、うそという武器を用いてでも断酒断薬させようとする周囲の治療的働きかけに抵抗することを本質的に伴っているからこそ、家族や援助者から敬遠されてしまうのである。

統合失調症や双極性障害（躁うつ病）の患者も、治療のために入院させようとしたり、薬を飲ませようとしたりする周囲の働きかけに抵抗を示すことはよくあることである。その場合、隔離拘束して精神科薬物療法を行う強制的な介入により、一部の難治例を除いてほとんどの患者の抵抗は病状の改善に合わせて消失していく。

ところがアディクトの場合、強制的な入院治療をいくら提供しても、退院すれば再びアディクションの行動パターンを繰り返し、周囲にうそをつき続けることに変わりがないことがほとんどである。つまり、強制的な介入を行ってもアディクトの抵抗は消え去らない。このようなアディクト側の治療に対する抵抗は、かつて「否認」と呼ばれてきたものであり、違法薬物のアディクションの場合は「そもそも医療の対象ではない」と決めつけて家族や援助者は警察に丸投げするか、アディクトへの援助を一切差し控えて、彼らを生活全般が行きづまった「底つき」状態にさせなければ、解決できないと考えられてきた。

しかし、そもそもなぜアディクトたちはあらゆるうそを駆使してでも治療に抵抗するのだろうか。統合失調症や双極性障害の患者が幻覚妄想などの病的体験のために治療に抵抗する場合は、程度の差こそあれ、強制的な薬物療法や電気けいれん療法などによって改善を示す。アディクトの行動が強制的な治療によって止まらないのは、それが脳内に限局した病的体験なのではなく、むしろ彼らが日々抱えている何らかの生きづらさを緩和するうえで役に立っている行為だからである。

泳ぎ方を知らない者が海に放り出されたら、何であれとにかく浮いている物にしがみつこうとするように、生きづらさに対して適切な対処法を学ぶチャンスをもてなかったアディクトが社会に放り出されたら、薬物でもアルコールでもギャンブルでも、とにかく生きづらさを緩和してくれる「浮き輪」にしがみつくであろう。海の真っ只中で、「あなたがしがみついている浮き輪は違法で重大な問題があるものだから手放しなさい！」と周囲で悠々と泳いでいる者が命令しても、泳げない者は言われたとおり手放すはずがない。むしろ、周囲が浮き輪を強制的に取り上げようとすればするほど、あらゆる方法で強く抵抗するであろう。

重大な問題を抱えている、という認識だけもつように患者に働きかけておいて、同時にそれに対して何とか対処することができるという希望と自信を患者に生み出さなかったならば、そのような治療は失敗に終わって当然である。物質乱用患者たちの多くは、自分たちの行動などどんなに頑張っても変えられるはずがない、という感覚をもっている。［注1］

周囲の援助者が、なかなかアディクションが止まらない患者に対して、ただ「やめる意志が弱い」などと頭ごなしに叱責して治療を拒否したり、警察に通報して突き放したりする対応を取っていると、自分には治療が必要だと感じているアディクトは余計に援助者の前でうそをつき、アディクションが止まっているふりをし続けるであろう。まさに、アディクトがもともと抱えている敗北感や絶望感を強化してしまうような周囲の対応が、アディクトのうそを生み出しているのである。

アディクトの生きづらさや孤立感を伴う生育歴は、しばしば患者にうつ状態や不安症状の嵐を引き起こす。そして、そのような嵐を生きのびるために、彼らがたまたま手にした「役に立つ浮き輪」がアディクションだったのだ。彼らにアディクションという浮き輪を手放してほしいのであれば、まずやるべきことは、彼らに浮き輪を使わずに浮かぶための泳ぎ方を、つまりアディクションという行動を取らずに日々の生きづらさに対処する方法を学ぶ機会を、根気強く提供し続けなければならない。

二重のうそによって語られるもの

覚せい剤を使用すると一時的に瞳孔が開くのだが、それを隠すために怪しげなサングラスをかけ、明らかに落ち着きがなく挙動不審なのに「覚せい剤はやめてますよ」と答え、たとえ尿検査で覚せい剤が検出されても、「自分の知らないうちに誰かが飲み物に混ぜたんですよ！」などと必死に抗弁するアディクトを、家族や援助者はどう理解すればいいのだろうか。

アディクトのうそは、それが他者に向けられた語りである時点で、自己開示であり、まさに不幸にも彼らの「うそによるほかは語られぬ真実」を伝えている。彼らが「アディクションは止まっている」と周囲に向かってうそをつく時、実は自分自身にもうそをついている。「うそをつかなければ、アルコールや薬物を手放さなくてはいけなくなってしまう。自分にはアルコールや薬物が絶対に必要だ」と。彼らが絶対に必要としているものは、本当はアルコールや薬物なのではない。人との関係性、人とのつながりそのものなのである。

彼らの不幸は、周囲の人々と自分への二重のうそを通してしか真実を語れないことにある。その背景には必ずどこかに、うそをつかず、素直に人とのつながりを求め、人からの援助を期待してみたものの、拒絶され、傷ついてきた挫折の歴史がある。近親者による虐待被害を受けてきたアディクトの、加害者との関係はその最も過酷で極端な例であるが、あからさまな虐待経験はなくとも、重要な他者との数多くの決定的な失敗体験を重ねていくうちに、彼らは素の自分のままで人とつながることを諦めていく。人からの援助を期待する本心を抑えて『人』よりも薬物やアルコールなどといった『物』のほうが自分を助けてくれる」と自分自身にうそをつき、「物」の力を借りて「素の自分とは違う自分」に変わろうとする。そして、周囲の人たちには「薬物なんか使っていない」「アルコールなんか飲んでいない」などとうそをつく。つまり、他者と自分に向けられたアディクトの二重のうそとは、「人」ではなく「物」に頼ることで、これまで大切な人から拒絶されてきた「孤独な自分」を脱ぎ捨てて「新しい自分」に生まれ変わり、もう一度「人」とつながろうと試みるアディクトの絶望的なメッセージなのである。いつもステージやテレビカメラの向こうで明るく元気なキャラクターを演じ続けるために、違法薬物を使い続けた芸能人たちをみても明らかなように、「素の自分のままでは人の期待に応えられない」「人の期待に応えられなければ自分には価値などない」という底知れぬ過剰適応と孤立感が、自己評価の低さが、アディクトの二重のうその根底に横たわっている。

アディクトと関わる家族や援助者たちの中には、自分も同じような孤立感を経験したけれど、アディクションに陥らずに意志の力で克服してきた、という強い自負心をもち、アディクトの行動や自己弁護的なうそを「甘え」や「弱さ」と決めつける人も残念ながら少なからずいる。しかし、そもそもアディクションの力を必要とせずに孤立感という生きづらさに対処することができた人は、幸運にも幼少期に決定的に他者とつながることに失敗した体験がなく、成長のどこかの時点で心の支えとなってくれた人との関係をもつことができたために、極端に自己評価が低下せずに済んだから、とは言えないだろうか。

アディクトを援助したいのであれば、「しらふで生きづらさに対処する能力」は個人の努力だけでは説明できず、むしろ多分に偶然の要素が大きい環境因子によって大きな個人差が生じうる、ということを常に念頭に置いておかなければ、共感的に関わることは不可能であろう。

家族や援助者がアディクトのうそと出会う時

アディクトたちは「自分が欲しいのは人ではなくアルコールや薬物、ギャンブルだ」と自分自身をだましながら、アディクションを続けることで、かりそめの「元気な自分」や安心感を獲得しようとする。「アディクションはもう止まっている」と家族や援助者たちをだますことで、相手の期待に応え、つながりを維持しようとする。しかし、やがて耐性が形成されてアディクションの効果が低下し、むしろ離脱症状の苦しみが増えていくことによって、彼らはアディクションから裏切られ、表面化したアディクションの問題が周囲の失望感と反感を買うことによって、彼らは一番つながっていたかった人々からも切り離されていく。

援助者たちがアディクトと出会うのは、こうして、あれほど回避しようとしていた孤立へと彼らが再び陥っていく時期であることが多い。家族も援助者も、アディクトにうそをつかれると、周囲をあざむいてでも自分の快楽を優先しようとするエゴイズムと悪意をどうしても想定してしまう。それは、家族や援助者たちが意図せずしてアディクトを裁く立場にみずからを置いてしまっているからである。アディクトを逮捕したり、彼らに罰を与えたりする警察官や裁判官にとっては、彼らがアディクションに関して語る言葉がうそか真実かを確認することは最も重要な点であろう。

しかし本来、アディクトたちを援助する立場にある者にとっては、彼らの「アルコールや薬物は止まっています」という言葉がうそであるか本当であるか、という問題よりも、そもそも援助の場に彼らが姿を現し続けてくれるかどうか、という問題のほうが重要なはずである。援助の場につながらない人を援助することはできない。相手がアディクションに関してうそをついたから援助を取りやめる、といった対応は、アディクトを援助する行為ではなく、裁く行為でしかない。

アディクトとの関係においては、「だまされる人よりも、だます人のほうが、数十倍くるしい」。アディクトたちは、自分をだまし、周囲をだますことによって、本来目指していたはずの「人とのつながり」からかえって遠ざかってしまい、「地獄に落ちる」からである。

援助の始まりとは、それがうそであれ真実であれ、アディクトの言葉に耳を傾ける者として、そこに居続けることである。「アディクションのやめ方をまともに学んでいないのだから、すぐにやめられなくても無理もない」と、彼らの素の姿をまず援助者のほうが認める必要がある。すぐにアディクションをやめることが難しそうなら、今、そこでアディクトが困っていること、苦しんでいることが少しでも減るように可能な範囲で支援し、孤立の程度に応じてできるだけ多くの地域の支援者ネットワークに患者を結びつけていくことを目指せばいい。医療機関や保健所、精神保健福祉センター、自治体の障害支援窓口だけでなく、アディクションからの回復者たちが運営しているダルクやマック［注2］などといったさまざまなリハビリ施設、アディクトたちが定期的に集まって互いに支え合う自助グループなど、アディクトとその家族を支えるネットワークは少しずつだが全国に広がりつつある。

アディクトたちは援助者たちに支えられる体験を通して、徐々に「すぐにやめられない素の自分」と向き合えるようになっていく。すると、周囲の期待に応えようとして「すぐにやめられる自分」という偽りの自分を演出する必要性も次第に薄れていく。

アディクトにうそをつかれないためには、彼らがうそをつく必要のない関係性を用意すればいいのだ。

家族へのアドバイス

アディクトがうそをついていたことがわかったら、うそをつかれた側に「裏切られた」「だまされた」と怒りの気持ちが湧いてくることは自然なことである。しかし、考えてみてほしい。もしアディクト本人がいまだアディクションの専門治療や専門的なリハビリプログラムにつながっていないのなら、まったく泳げない人がスイミングスクールの授業も何も受けていないのと同じ状況なのだ。家族はすでに成長過程で自然と泳ぎ方を身につけていて、泳げるのが当たり前となっているので、泳げないまま成長してしまった人の気持ちなど想像つかないかもしれない。

アディクトは、自分以外のクラスメートたちが全員、クロールや平泳ぎで二五mを浮き輪なしで泳ぎ切っているのを見て、「自分も浮き輪なんか使ってないよ」とうそをついてしまう。なぜ正直になれないのかと言えば、クラスメートたちから馬鹿にされたり、先生から叱られたりするのが怖いからだ。アルコールや薬物なしでも過ごせる「ふり」をして、家族や職場に溶け込みたいからだ。過剰適応ではあっても、敵意や悪意ではない。

だからこそ、もしアディクトのうそが発覚したら、とても優しい気持ちにはなれないかもしれないが、叱らないでほしい。家族の側も屈辱感や自責感、怒りなどの感情に襲われているかもしれないが、家族が叱れば叱るほど、アディクトの心にも家族と同じ感情が生まれてしまう。家族はしらふで自分の怒りの感情をストレートに出すことができるが、アディクトはアルコールや薬物という「浮き輪」の力を借りなければ怒りを出すことさえできない。あるいはギャンブルや自傷行為、過食嘔吐などの単独行動の力を借りなければ、それらの感情を抑え込むことができない。周囲が叱れば叱るほど、アディクトたちは「やはりありのままの自分の姿は周囲の人々に受け入れられないんだ」と諦め、「人」ではなくアルコールや薬物といった「物」や、ギャンブルなど「単独行動」に頼るしかない孤立状況に追い込まれることになるのである。

そこでアディクトのうそを叱るのではなく、「あなたの本当の姿がわかってよかった」とアディクトに声をかけてほしい。そして、アディクションの力を借りなくても生きられるように、専門の医療機関やリハビリ施設、自助グループにつながることには家族として協力できる、と伝えてほしい。アディクトたちは基本的に、周囲の人が自分の心を理解して助けてくれるとは思っていないし、自分が浮き輪なしで泳げるようになれるとも思っていない。すっかり拗ねてしまっていて、皆さんの声かけに素直に応じようとはしないかもしれない。

その場合は、彼らが皆さんのことを多少とも信用できるようになるまで辛抱強く待っていてほしい。その間、家族の皆さんも周囲の助けなしに待ち続けることは耐えられないはずなので、最寄りの保健所や精神保健福祉センター、依存症に対応してくれる医療機関、リハビリ施設などに一度相談の電話をしてほしい。家族の皆さんが何も言わなくても、ただ「人」に頼っている姿を見せ続けるだけで、アディクトたちに大きな影響を与えることができるのである。

もしアディクト本人とこれまで一緒に暮らしてきたか、互いに頻回に連絡を取り合ってきて、家族の疲労感や怒りがあまりに強すぎるのなら、アディクトが回復の道につながるまで、そのままの状態で待ち続けなくてもいい。勇気をもってアディクト本人と物理的に距離を取ってほしい。これまで皆さんが関わり続けてきてもアディクションを止めることはできなかったのだから、関わりをやめたからといって失うものは何もない。泳げない子どもをスイミングスクールのコーチたちに託すのと同じように、専門の医療機関やリハビリ施設にアディクト本人の対応は任せて、まずは家族自身の休養と生活の立て直しに集中してほしい。

自分たちが手を離してしまったら、アディクトは死んでしまったり周囲に大きな迷惑をかけたりするのではないか、という不安を家族は拭いきれないかもしれない。しかし、そもそもこれまで家族が手を出し続けてきてアディクションは止まってこなかったのだから、このまま家族が手を離さなかったとしても、アディクトが死んでしまったり周囲に迷惑をかけたりするリスクは手放す場合とさして変わりはしない。

転倒して子どもがケガをするリスクを恐れるあまり、中学生になっても補助輪つき自転車しか乗らせない親などいない。事故で死んでしまったり他人をひいてしまったりするリスクは当然あるが、子どもが成人しても絶対に自動車免許を取らせない親などいるだろうか。免許取得を妨害し続けることによって親自身の不安は和らぐかもしれないが、それと引き替えに子どもの社会的成長は犠牲になってしまう。同様にアディクト本人についても、周囲の家族がリスクを取らなければ、アディクトを成長させることなど不可能なのである。

［注1］Emmelkamp, P.M.G., Vedel, E.: *Evidence-based treatment for alcohol and drug abuse: a practitioner's guide to theory, methods, and practice.* Routledge, 2006.（小林桜児、松本俊彦訳『アルコール・薬物依存臨床ガイド──エビデンスにもとづく理論と治療』六五──六六頁、金剛出版、二〇一〇年）

［注2］マック（ＭＡＣ）は「メリノール・アルコール・センター」の英語表記（Maryknoll Alcoholic Center）の頭文字をとった略称で、アルコール依存症からの回復を支援するための民間リハビリ施設の一つである。一九七八年に荒川区三ノ輪に最初のマックが設立されて以来、日本各地に広がっていった。「メリノール」はマックの創始者であるカトリックのミニー神父が所属していたメリノール宣教会を指している。

第6章　アディクションの治療——回復ではなく成長を目指す

アディクションの援助者が陥る罠

人を疑うことしかしてこなかった人間が、人の信じ方を知らないのは当然である。アディクトの中には、アディクションの援助者に孤独感を理解してもらい、共感の言葉をかけてもらうだけで、今度は盲目的に援助者を頼るようになってしまう人もいる。もともと心理的に孤立していて、長年頼れるものは酒や薬物、ギャンブルなどしかなかったアディクトにとって、「この人なら信じられる」と実感することができた相手を手放したくないのは当然である。大海原で小さな浮き輪だけにつかまって漂流していた人が、偶然大きくて頑丈そうなゴムボートを見つけた時の気持ちを想像してみてほしい。

問題は、ゴムボートと違って援助者はアディクト本人と同じ人間であり、同じように感情をもっているという点にある。人は誰でも、誰かに信頼してもらうと嬉しい。信頼してもらえるだけの価値がある存在であると、自分自身について実感することができるからである。乳児期の子どもが親に与えてくれる最大のプレゼントは、まさにこの無条件の自己肯定感であろう。

自己肯定感は甘い蜜である。そしてもし、アディクションの援助者自身がもともと何らかの理由で甘い蜜に飢えていたとしたら、アディクトを援助することによって比較的容易に援助者自身の飢餓感を満足させることができてしまう。表面上はアディクトのために行動しているように見えるので、目的がいつの間にかすり替わってしまっても、この罠に援助者本人でさえなかなか気づくことができない。

このように心の奥にナルシシズムの病理（自己愛の傷つき）を抱えた援助者は、一見するとアディクトの心理的孤立と共鳴してすぐに信頼感を勝ち取ることができてしまうのだが、結果的には、アディクトへの支援という目的が、みずからの自己愛を満たすための手段と化してしまう。そのため、たいへん残念ながら、アディクションの専門家を自称していて表ではそれなりの発言もしている既婚の男性援助者が、裏ではアディクションの問題をもっている独身女性と不適切な関係を無責任に続け、相手を心身ともに傷つけてしまうような、援助者としてはおろか人間としても倫理的に恥ずべき事例が時折発生してしまうのである。

アディクションの援助に何らかの形で関わり続けたいのであれば、この罠を回避するために最低限忘れてはならない社会の一般常識がある。相手が明らかにアディクションの問題をもっているとわかっているのであれば、基本的に職場や援助の枠組みと無関係な連絡や接触をもたないことである。もしその一線を越えるのであれば、場合によって社会的制裁を受けるか、あるいは自分の人生を賭けて責任を果たす覚悟がなければならない。

アディクション援助の目標

アディクションの臨床現場では一九六〇年代以降、伝統的にアディクションのことを「回復することはあっても治癒はない」病であると説明してきた。つまり、医療や自助グループにつながることで、アディクションの行動がない状態（断酒断薬）を維持すること（回復）はできるが、再びほどほどに飲酒したり薬物を使ったりする生活に戻ること（治癒）は不可能であると強調してきたのである。アディクトとアディクションの援助者が目指すべき目標は、ほんとうに「回復」なのだろうか。

信頼障害仮説の立場から臨床的に正確に表現するとしたら、実はアディクトもアディクションの援助者も、目標を「アディクションの病状が始まる前の状態に戻ること（回復）」に置いてはならない。脳梗塞で手が動きづらくなった患者にとっては、リハビリの目標は脳梗塞の発症前にもっていた手の運動機能を取り戻すこと、つまり回復である。しかしアディクションの場合、発症する前の状態はどうだったであろうか？

もともとアディクトたちは、アルコールや薬物などのアディクションの病状が始まる前には、単独で我慢と努力を続け、家族や学校側の期待に応えたり、学校や家族の枠からはずれた不良集団に居場所を見つけたりすることで、かろうじて心理的孤立を生きのびていた。たしかにその当時の状態に戻ればアディクションのない状態にはなるが、心理的孤立はそのままである。

以前は他者を上手に頼る能力を発揮していた人が、アディクションを発症することで能力を失っていったのではない。もともと他者に適切に頼れなかったからこそ、アディクションを発症したのである。だからアディクトは脳梗塞の患者と異なり、発症前の状態にリハビリによって「回復」するのではない。発症前にはいまだ十分に獲得しておらず、アディクションの発症によってさらに遠回りしてしまった対人信頼能力を新たに獲得すること、つまり「成長」を目標にするべきなのである。この目標が達成された状態では、必然的にアディクションの行動は本人にとってもはや必要ないものになっている。必要ないからこそ、長く安定して止め続けることができるのだ。

援助者の側が、とにかく早くアディクションのない状態を回復すること、つまり断酒断薬、ギャンブルや自傷行為、過食嘔吐をしなくなることに重きを置いていると、過剰適応の傾向が強いアディクトは、たとえ実際にはアディクションが止まっていなくても、援助者に見捨てられないように「止まっています」とうそをついてしまう。うそを隠し通せないとわかったら、援助の場に姿を現さなくなってしまう。あるいは、もともと明白な生きづらさを抱えて対人不信が顕著で、断酒断薬できるという自信がまったくないアディクトの場合、初回面接でそのような目標設定を提示する援助者のところに再び顔を出すことはないであろう。

もちろん人に上手に頼れないままでも、表面上アディクションの行動を止めることは可能である。アディクト本人が我慢と努力を続け、さらに環境面で強い不安や緊張、怒りに持続的に襲われるような不幸なエピソードが重ならなければ、人にも物にも頼ることなく生活を続けることはできるであろう。第4章の「生きづらさを見つける」の節で提示した四〇代男性の症例でも、仕事も私生活も順調だった三〇代は、特に専門治療やリハビリを受けなくても、一人で覚せい剤を一〇年にわたってやめ続けることができていた。信頼障害仮説の観点から見れば、三〇代の頃の彼はたしかに覚せい剤の乱用が止まってはいるが、成長はしていない。なぜなら覚せい剤に頼るのではなく、さまざまな人に頼る練習がまったくできていないからである。

私は外来通院中でただアルコールや薬物、ギャンブル、自傷行為や食べ吐きが止まっているだけのアディクトには、担当医として安心しないことにしている。たとえどれほど患者が長い間リハビリ施設や自助グループに通っていたとしても、相変わらず「大丈夫です」「止まっています」としか外来では言えず、日々自分の心に湧いてくる多様な感情を言葉にできず、本当はやりたくないことも周囲から依頼されると断れず、普段から気楽に周囲に愚痴をこぼすことができていないのであれば、人を信じ、人に適切に頼る能力が身についていないことは明白だからである。いずれ不安やイライラ感、孤独感、疲労感が蓄積して我慢の限界に達した時、彼は「人」ではなく、再び昔懐かしいアルコールや薬物などの「物」やギャンブルなどの「単独行動」に頼って対処しようとするであろう。

治療方針を決める

第4章で述べたように、アディクトの生きづらさがどこから始まり、それが明白なものか、暗黙なものか、おおまかなタイプ分けもでき、生きづらさに対して家庭や学校での適応を諦めて反社会的な集団での適応を目指したのか、それとも家庭や学校の枠内に残って過剰適応の道を選んだのか、その後の対処行動パターンも把握できて、アディクション発症後の症状経過と生きづらさとの対応関係も確認できたのであれば、初回面接時に最後にやらなければならないことは、身体症状やアディクション以外の他の精神症状の存在を確認したうえで、おおまかな治療方針（医療機関以外なら「援助の方針」）を提示することである。

アディクションの治療方針はさほど複雑ではない。まず大きく分けて以下の三種類がある。

(1)ただちにアディクションの行動を断ち切る（断酒断薬など）
(2)当面はアディクションの行動を適度なレベルに制御する（節酒など）
(3)アディクションの行動には直接介入しない

⑶の治療方針は、たしかにアディクションの問題は認められるものの、認知機能や知的能力があまりに低下しているか、幻聴や妄想などの症状があまりに重度で長期間続いており、通常のアディクション治療の適応とならない場合に限られる。つまり、精神科医の診察で本人の判断力が著しく低下していることが確認され、保護者や医師が判断を肩代わりして本人の利益のために行動すること（パターナリズム）が求められる病状の場合である。

その場合、方針としてはアディクションの行動そのものに介入するのではなく、本人の環境を変えて、アディクションの背後にある原疾患に対処することを目指す。具体的には、長期療養可能な施設への入所を目指したり、居場所となるようなデイケアや作業所など通所施設を探したり、保護者の同意に基づく強制的な入院を選択して閉鎖病棟での精神科薬物療法を提供するなど、いずれもごく一般的な精神科的対応である。脳障害や肝障害など身体合併症がきわめて重症で専門医でなければ治療困難な場合も、アディクション治療の対象とはならず、脳外科や内科など身体科での治療を優先することになる。

アディクション治療の適応であるならば、⑴ただちに完全に断ち切るか、⑵ほどほどに制御することを目指すか、選択肢は二つしかない。当然のことながら、アディクト本人にとっては完全に断ち切る⑴の選択肢のほうがハードルは高い。ハードルは高ければ高いほど、それを飛び越えられずに脱落する確率が高まる。脱落して治療の場からアディクト本人が立ち去ってしまえば、アディクション治療そのものが成り立たなくなる。

アディクションは、一般にあまり知られていないが、実は「死」が近い精神疾患である。神奈川県立精神医療センター（旧せりがや病院）依存症外来で二〇〇四年四月～二〇一四年三月の一〇年間、病院に死亡連絡が入った患者の数は、辻村理司医師の調査によれば二二四人に上っている。平均すると、毎月約一・九人のアディクトが亡くなっていたのである。カルテの記載から確認しうる限りでは、アルコールの患者の死因のトップは病死で、薬物の患者は自殺であった。アディクトが治療から脱落することは、死の危険にさらされることでもあるのだ。

そのため、基本的に治療方針のハードルは低めから開始することが望ましい。つまり、初診の段階から断酒断薬という高いハードルを治療方針として提示するのは、アディクト本人がすでに断酒断薬を覚悟して来院している場合と、直近に肝硬変や脳出血、高血糖性昏睡など重篤な身体疾患の治療歴があり、断酒断薬しなければ近い将来生命に危険がおよぶ可能性が高い場合に限ったほうがいい。

どれほど身体疾患が重篤でも、アディクトが断酒断薬という治療方針を拒否する場合はどうするか。アディクトは身体合併症を軽視しがちであり、いくら援助者側が「生命の危険」を説明しても「別に死んでもかまわない」などと言って、悲しいほど話が嚙み合わないことも多い。その場合、私はもう一度アディクト本人の生きづらさに立ち戻って、なぜそれほどアディクションを必要としているのか、本人の言い分を聴く時間を取り、そこに十分共感の意を示したうえで「とはいえ、医師（援助者）として職務上、あなたの生命の危機を放置するわけにもいかないので困っている」と正直に援助者側の事情を伝えるようにしている。そして、どうすれば本人の言い分と援助者側の義務と折り合いをつけることができるか、相談する形で話を進めてみる。

はじめから援助者側の価値観のほうが正しいと決めつけ、アディクトに押しつけようとする「正したい反射」が発生しているから話が嚙み合わなくなるのである。「説得」ではなく、生きづらさのためにアディクションという対処行動が必要だったアディクト側の価値観も援助者側のそれと対等に正しいと仮定したうえで、外交官のように妥協点を探る「交渉」へと話す姿勢を切り替えてみる。アディクトにとって自分の命は大切ではないかもしれないが、何か大切に思っていること（たとえば仕事や家族など）があれば、それとアディクションとがこの先もずっと両立していけるか質問してみることも有効である。そして、アディクションではない別の方法で生きづらさに対処し、アディクトが復職したり家族を大切にしたりすることをお手伝いできる、と交渉してみる。

援助者側がアディクトの言い分に耳を傾けた後だと、アディクト側も援助者の言い分に少しは耳を傾けてくれる可能性が高まる。その結果「入院は絶対にしないけど、通院だけならしてもいい」「抗酒剤（アルコールを飲めない体質に一時的に変える薬）は飲みたくないけど、ビタミン剤くらいなら飲んでもいい」「絶対に断酒断薬すると保証はできないけど、代わりに何か眠り薬を出してくれるなら試してみてもいい」などとアディクト側も妥協案を承諾してくれて、何とか治療関係を開始できるものである。

どのような角度から交渉してみてもまったくアディクトが妥協してくれない場合は、かなり強い他者不信が存在している可能性がある。過去に家族や親友、恋人、あるいは援助者を信じて裏切られ、ひどく傷ついた経験がないか尋ねてみるといい。もしそのような経験が実際にあった場合は、「私のこともあなたがすぐに信用できなくて当然であり、今回はここまで話を聴いてくれただけで十分」と伝える。

いずれにせよ、アディクトとの妥協点が一切見いだせず、通院の同意さえ得ることができなかった場合は、アディクトに「あなたのことが心配だ」「いつでもまた相談に来てほしい」と伝えて診察は終了とする。あとは、同伴した家族や行政関係者などに、今後予想される病状悪化とその際取るべき救急対応を説明するとともに、家族には医療・行政機関との相談関係を維持してほしいこと、できれば家族教室にも参加してほしいことなどを伝える。

アディクトの意に反して保護者の同意と精神科医の診断で強制的に入院させること（医療保護入院）は、アディクトの他者不信と医療不信をさらに悪化させる可能性がある。そして、退院後は「もう今後、何があっても二度と病院には行かない」「家族も医者も二度と信じない」などとアディクトが宣言し、医療から完全に離れてしまうリスクを家族も援助者も背負うことになる。したがって、認知機能の著しい低下や激しい幻覚妄想状態、急激な体重減少など、医療保護入院を正当化できる明白かつ切迫した精神医学的所見がない限り、アディクションの治療に従事する精神科医は安易に強制的な治療導入を選択するべきではない。

感情表出とアクティング・アウト

治療方針についてアディクトと交渉する過程で「絶対に断酒断薬できると保証できない」などとアディクトが不安を口にする場面があれば、私はすぐに共感の意を示し、正直に本音を言えたことを称賛するようにしている。一度も水泳を習ったことがない人がスイミングスクールに来て、「自分がほんとうに泳げるようになるのか不安」と言っているのと同じことなのだ。その不安は当然であり、むしろはじめから「絶対に断酒断薬できる自信がある」などと何の根拠もないのに宣言するアディクトよりよほど誠実である。

アルコールや薬物、ギャンブルの被害を長年受けてきた家族や、違法薬物のアディクトに関わる司法関係者などは、アディクトが「今度こそ絶対にやめる」などと決意表明することを期待することが多い。周囲に宣言し、強い意志をもてばアディクションをやめられるという「迷信」は、残念ながら一般社会にいまだ残っている。実際にはアディクトの断酒断薬に関する決意表明は、第5章でも述べたように、その場の周囲の空気を読んだうえでの無意識のうそであることが多い。アディクトは「今」周囲を失望させないために、「将来」周囲を失望させるリスクを背負うのだ。

アディクトは治療開始後も頻回にアルコールや薬物、ギャンブルなどに対する強い欲求を経験しており、夢に見たり、居酒屋や薬物を入手していた街角、パチンコ店などに「様子を見に」行ってみたりするものである。しかし、治療を開始して初期の頃はめったに家族や援助者、自助グループの仲間にそのようなことは報告しない。相手を不安がらせたり、周囲から心配されたりしたくないからである。家族や援助者、自助グループの仲間たちから見放されないために、期待されるイメージを維持しようとする。表面上は周囲に決意表明していたとしても、結局、治療開始前からの「本音を隠して我慢する」というアディクト特有の対処パターンは何も変わっていないのだ。我慢が限界に達したら隠れてアディクションの力を借り、やがて隠しきれなくなった時に周囲の失望を買い、意志が弱いと非難されてしまうであろう。

信頼障害仮説からみると、この悪循環を断ち切ることがアディクション治療の大事な第一歩なのである。治療開始に当たって、まずアディクトから期待すべき言葉は、周囲の期待を反映した決意表明なのではなく、アディクト本人の本音を反映した不安表明や不満表明である。「やめられるか全然自信がない」「本当はやめたくない」などといった不安や不満の言葉を、正直に安心して「人」に語れるようにならなければならない。

アディクトにとって見捨てられたくない人とは、大切な周囲の人々、つまり家族や恋人、職場の関係者などであることが多い。見捨てられたくないからこそ、アディクトにとって最も本音が言いにくい人々でもある。そのため、本音の感情を正直に「人」に話す練習相手としては不向きである。だからこそ、アディクトが最初に出会う援助者こそが、最初の格好の練習相手なのである。

まずは一対一の関係で、外来や相談室、保健所や行政の窓口などにおいて、日々思っていること、感じていることを正直に話す練習を始めてもらう。つまり、アディクトの話の中に出現する「感情言語」に援助者の側が気づき、それが語られた時には積極的にいいこととしてフィードバックするのである。具体的には、「悲しかった」「寂しかった」「ムカついた」などといった特に負の感情を表す言葉がアディクトから聴かれたら、「その状況ならそんな気持ちになって当然ですよね」「よく自分の気持ちに気づけたね」「正直に気持ちを言えていて偉いですね」などとこまめに共感と承認の言葉を返す。

援助者自身に対してアディクトが（援助者から見れば理不尽な）怒りを向けてきた場合も、慌てず逆ギレせず、怒りを感じたアディクト本人の言い分を聴いたうえで「よく怒りを出せたね」「本音の感情を出せるくらい信用してくれているんですね」などと返せばいい。そして、アディクトが怒るだけの正当な理由があるなら謝罪し、正当な理由がなければ誤解であることを静かに説明する。アディクトが怒りの感情を援助者に向けることが不当であるといきなり全否定するのではなく、「たしかにあなたが怒る理由もあるかもしれない」と先にこちらが承認すれば、その次にこちら側の言い分も聴いてくれる可能性が高まる。

アディクトとの会話では、そもそも感情言語がまったく語られず、あたかもニュースを読み上げるアナウンサーのように「こんなことがあった」「あんなことがあった」などと出来事だけを報告する「エピソード言語」しか聴かれない場合もある。そんな時は、援助者の側から「そういう出来事があったのなら、自分なら○○な気持ちになるだろうなあ」「そんな状況ならきっと△△な気持ちになったんじゃない？」などと語りかけてみてもいい。

エピソード言語さえ語ることができず、いきなりアディクションが再発して止まらなくなったり、自傷行為や過食嘔吐、処方薬や市販薬の大量服薬などといった衝動的行動（アクティング・アウト）に走ったりする以外にみずからの感情を処理できないアディクトもいる。衝動的行動は、特に境界性パーソナリティ障害を合併しているアディクトに多くみられる。これは、乳児が空腹でも眠くても排尿排便後でも、すべて「泣く」という行動だけで困った状況を周囲に訴えることと似ている。乳児に「泣くな！」と命令しても意味がないのと同様、アクティング・アウトをしているアディクトを叱責しても問題行動がなくなるわけがない。

アディクトの我慢の期間が幼少期から長期にわたり、信頼障害の程度が重症であればあるほど、言語による自己表現が全般的に乏しくなる。その場合、アクティング・アウトが唯一の自己表現であると同時に、みずからの感情に蓋をするための対処行動なのだ。突然のアディクションの再発やアクティング・アウトが確認されたら、まず援助者はそのおおよそ二四時間以内に起きた出来事や対人関係のエピソード、自分の頭の中によぎった考えや思いなどについて、アディクト本人から聴いてみたほうがいい。そして、それらエピソードや考え、思いに対応した「感情の名前」をアディクトと援助者が一緒に探すことから練習を始めなければならない。

架空の患者とのやりとりを例に挙げてみよう。たとえば二〇代女性で処方薬のアディクションと境界性パーソナリティ障害を合併している患者が、「二日前、処方されていた睡眠薬を二週間分一度に飲んで、自宅で手首をカミソリで切ってしまった」と外来診察中に話したとする。

援助者：うそをついたり言わないで隠しておくこともできたのに、よく教えてくれたね。何か一昨日、たくさん薬を飲まないとやっていられないような嫌なことがあったのかな。しかも、その後自傷したということは、よっぽど何か嫌な気持ちになってたのかな？

患　者：う～ん、わかんない。別に嫌なことなんてなかったよ。ただ気づいたら薬をたくさん飲んじゃって、切ってた。

援助者：たくさん薬を飲む前に何をしてた？

患　者：特に何もしてない……。携帯見てただけ。

援助者：携帯って、何見てたの？

患　者：別に……。友達のブログとか見てただけ。
援助者：ブログ見ててどんな気持ちになってた？
患　者：気持ちって、別に……普通。
援助者：そのブログには何て書いてあったの？
患　者：いろいろ他の友達たちと一緒に遊んだってこととか。普通のこと。
援助者：あなたはそのブログ書いてる友達と仲がいいの？
患　者：う〜ん。別に……普通。
援助者：普通って……（絶句）。その友達と最近何かあった？
患　者：別に全然何もないよ……（沈黙）。最近、突然その子と連絡取れなくなったけど。
援助者：全然何も「ある」じゃない！　なんで連絡取れなくなったんだろう？
患　者：わかんない。何か私、相手に嫌われること言ったりしたのかな。
援助者：それで気になって、その友達のブログを見てたんだ。
患　者：気になったって言うか……そうかも。
援助者：そしたらその友達はあなた以外の人たちとは仲良く遊んでたわけだ。
患　者：うん。

援助者：そのブログ読んだ時、どんな気持ちになった？
患　者：別に……わかんない。普通。
援助者：私だったら、そのブログ見たら、仲間はずれにされたような、悲しい気持ちになるだろうけどなあ。それとか、「なんで自分だけ無視するの」って、ムカつく気持ちにもなるかも。
患　者：悲しいとかムカつくとか、そんな気持ち全然ないよ。
援助者：でも、薬をたくさん飲んじゃったのは、そのブログ見た後でしょう？
患　者：うん。ただ何となく「飲まなきゃ」って思って……。
援助者：ブログ見た時、どんな気持ちだったんだろう。
患　者：私が何かその子に悪いことしたんだって思った。私が悪いんだって。
援助者：つらい気持ちになったんだね。それで薬をたくさん飲んだ後、自傷しちゃったのは、「悪い自分に罰を与えなきゃ」って気持ちもあったのかな。
患　者：わかんない。そうかも。
援助者：薬をたくさん飲んじゃったり、自傷しちゃったりする時って、突然そうしたくなっちゃうように見えるかもしれないけど、実際には飲まないと、切らないとやっていられないような気持ちが先にあって、その後に起きることが多いんだ。だから、その気持ちに気づくことができたら、たくさん薬を飲んだり切ったりする前に、別の対処ができるかもしれないよ。

それまで長期断酒していたのに急に連続飲酒状態に陥ったり、突然過量服薬や自傷行為などといったアクティング・アウトにおよんだりすることは、アディクトの無意識のSOSと言っていい。通常、アディクトはアディクションの再発やアクティング・アウトを周囲に隠そうとするものである。それをあえて援助者に告白するという行動は、「もしかすると、この人なら少しはわかってくれるかもしれない」という淡い期待感の表れなのである。

したがって、アディクトからそのような話があった時、「また飲んだ（薬物やった）のか！」「なんで自傷を我慢できないの？」などと非難めいた発言をすることは、援助者ならば絶対にやってはいけない。まして「違法薬物が止まらないなら、警察に通報させてもらう」「自傷が止まらないなら、もう援助はできない」などと援助者が相手を一方的に突き放す言葉をかけることは、せっかく勇気を出して援助者を信じてみようと思ったアディクトの気持ちを踏みにじり、信頼障害を決定的に悪化させる行為と言わざるをえない［注1］。

私の外来に七年間安定して通院を続けている覚せい剤のアディクションの女性患者が、ある日私の外来で過去を振り返ってこう語ってくれたことがある。

「以前、私の主治医だった人には『あなたが覚せい剤を使ったことを知ったら警察に通報する』と言われ続けてきた。すごく偉そうな態度で嫌だった。実際にはその医者にばれないように（覚せい剤を）使い続けてた。でも先生は『絶対に警察に通報しない』と言ってくれた。そう言ってもらえて『私は一人じゃないんだ』ってすごく安心できたし、『私を信じてくれる先生のことは裏切れないな』って思った。だから先生のところに通うようになってから、ほんとうに一度も（覚せい剤を）使ってないよ」

アディクションについて信頼障害という視点が欠落している人たちは、警察への通報や刑事罰という「脅し」が覚せい剤再使用に対する抑止力になる、という素朴な思い込みをもっている。私の外来には、かつて覚せい剤取締法違反で一二回逮捕され、一一回服役した患者がいる。覚せい剤のアディクトは再犯率が高いことは世間でもよく知られているが、それはまさに刑事罰という苦痛を強いるだけでは覚せい剤のアディクションが止まらないことの何よりの証左である。

世間ではいまだに「だからもっと薬物事犯に対する刑事罰を重くすべきだ」という絶望的な意見が流布しているし、マスコミなどでは再犯率の高さは「一度はまるとなかなかやめられない覚せい剤の恐ろしさの証拠」として語られることが多い。そのような発言をする人たちは、たいていはまともに覚せい剤のアディクトたちと接したこともなければ、その言葉に耳を傾けたこともない人たちである。

刑事罰の脅しがほんとうに有効なら、覚せい剤の再犯率が高いはずがない。逮捕によって社会的に失うものが大きいはずの有名人や医師、弁護士、公務員たちが覚せい剤に手を染めるはずがない。ほんとうに覚せい剤が一度でも使ってしまうとなかなかやめられない恐ろしい薬物ならば、先ほど言葉を引用した女性患者のようにあっさり断薬できるアディクトがいるはずがない。

当然のことながら、すべての覚せい剤のアディクトたちが「警察に通報しない」という一言ですぐに断薬できるわけではないし、覚せい剤は幻覚妄想症状を引き起こしうる危険な薬物ではある。私が今、本書を読んでいるあなたに伝えたいことは、薬物のアディクションがなかなか止まらない理由は罰が軽すぎるからとか、薬物が「やめられない脳」に変えてしまうからなどといった単純なものではない、という点である。むしろ、断薬が難しい理由のすべてとは言わないまでも少なくとも一端は、アディクトたちを排除し孤立させるような関わり方を周囲の私たちが、社会全体が取り続け、彼らをますます薬物以外に頼る先がない状況に追い込んでいるからなのではないだろうか。

援助者側がアディクションの臨床にまったく自信がなかったり、何らかの事情で「アディクトとは関わりたくない」という強い感情を抱えている場合もあるかもしれない。それならば、せめて「私はアディクション（依存症）の専門家ではないので、あなたをまずは専門の相談窓口に紹介したい」と言ってバトンを次につないでほしい。具体的に紹介先がわからない場合は、「守秘義務は守られるから」と言って都道府県の精神保健福祉センターや地域の保健所をアディクトに紹介するといい。

アクティング・アウトの理由を語れない時

たとえ援助者がアディクトのアクティング・アウトの背景を理解したいと思ったとしても、あまりに感情言語が乏しい場合は、前節で例として挙げた女性患者の症例のように「別に」

「普通」などといった紋切り型の言葉を連発されて途方に暮れてしまうこともある。ほんとうにアディクト本人が自分の感情について自覚していない場合もあるが、「どうせ詳しく話したって、的外れな説教されるだけで、この人にはわかってもらえない」「この人に詳しく話しても、結局期待を裏切られるのだろうからもう嫌だ」というアディクトの無意識の不信感や拒否感の表れの場合もある。アディクトはＳＯＳを出しながらも、期待と不安の間で常に揺れ動いている。見つけてもらいたいけど隠れ続ける鬼ごっこのようなものだ。

だからこそ、援助者は簡単に諦めてしまわずに、鬼ごっこの「鬼」になった気分でアディクトの中核的な感情を探し続ければいい。まずは生育歴と、アクティング・アウト直前から数日前までの生活上のエピソードを丹念に確認することで、「あなたに関心がある」という暗黙のメッセージを送る。そして「もし自分がそのアディクトと同じ生きづらさを抱えていて、さらに直前にそのようなエピソードがあったとしたならば、自分はどんな気持ちになるだろうか」と想像を膨らませて、可能性のある感情の候補をいくつか例示し続けると、いつかは突破口が開けるものである。

たとえばアルコールのアディクションで当センターを初診となったある中年男性患者の場合も、一〇年ぶりに再飲酒してしまった時のことは「理由なんかない」「たまたま」「魔が差した」「突然飲酒欲求に襲われた」などとしか当初語ることができなかった。しかし、私は何もないはずがないと予想し、生育歴を詳しく確認していったところ、生まれてすぐに養子に出され、養父母も喧嘩が絶えず、養父がしばしば酩酊して暴力をふるっていたこと、そして、患者が子ども時代に養父母が離婚していたことなどが明らかになった。さらに問診を続けると、高卒後に自分が養子であることを初めて知り、アルコールの乱用がひどくなって職を転々としたが、たまたま最後に転職した先の社長に父親代わりのようにかわいがってもらい、アルコールの乱用も止まって、最近一〇年間は仕事が充実していたという。ところが、一年前に社長の実の息子が新たに経営者として跡を継ぐことになり、以来その新社長とはずっと折り合いが悪かったことも患者は正直に語ってくれた。そして実は再飲酒の当日、不遇に対する不満と怒りが頂点に達し、直前に飲酒したうえ、酔いの力を借りて社長に面と向かって暴言を吐いてしまい、以降自宅にこもって連続飲酒状態に陥っていたのだった。

患者がいかに新しい社長と折り合いが悪かったとしても、常識的に考えて職場で飲酒して暴言を吐くという行動は理解しがたいものである。しかし、その背景として生育歴に注目してみれば、自分の生みの親や養父母に対して見捨てられたという悲しみや恨み、孤独感を長年密かに抱えていたこと、先代の社長は患者が初めて愛着関係を体験できる本当の父親のような存在であったが、代替わりによって三度目の「父親」喪失体験になってしまい、やり場のない悲しみや恨みの感情が増幅していたであろうことは想像に難くない。新しい社長から疎まれ、次第に仕事に依存して感情を処理することさえできなくなっていった時、心理的孤立が未解決なままの患者が最後に頼ることができたのは「人」ではなく、昔懐かしいアルコールという「物」だけだったのである。

驚くべきことは、このような一連の出来事や感情の動きが背景にあったと容易に推測できるにもかかわらず、患者本人は再飲酒というアクティング・アウトの引き金について、はじめは何一つ気づくことも語ることもできなかったという点にある。酒乱の養父を目撃していた子どもの頃から、彼はみずからの感情を凍結させ、無視することに慣れすぎていたからであろう。援助者のほうも、ただ「会社のストレスがきっかけになって飲酒欲求が湧き、アルコールによる脳障害のために欲求を制御できなかった結果、再飲酒に至った」と通り一辺倒に解釈してしまえば、背景にある感情は放置されたままになっていたであろう。

実際にはアディクトが再飲酒などアクティング・アウトにおよぶ時は、援助者にとって治療的介入の大事なタイミングであり、直接の引き金となる感情を患者とともに探し、アクティング・アウトと感情との対応関係にアディクトが気づくきっかけとしなければならない。みずからの感情に患者が気づくことは、信頼障害が重篤なほど時間がかかるため、初診の一回だけで達成できる人もいれば数年かかる人もいる。

次に、はじめの頃は薬物使用がなかなか止まらなかったが、粘り強く背景にある感情の問題を問い続けることで断薬に至った症例を紹介しよう。

〔症例〕危険ドラッグ（四〇代男性）

現病歴：三〇代半ばからマジックマッシュルームを使用するようになったが、規制が強化されると、液体状の危険ドラッグで興奮作用のある危険リキッドを使用するようになった。繁華街のショップで購入し、ビデオボックスで自慰行為をする際、リキッドを使うと性感が高まったという。週数回程度、習慣的に仕事帰りなどに使用するようになり、二年が経過したある日、ビデオボックスでリキッドを使用後、足腰が立たなくなり、妻に迎えにきてもらったことをきっかけに、断薬目的の受診を決意。依存症外来に通院するようになった。

生育歴：父はプロスポーツ選手で、幼少期より両親の折り合いは悪かった。きょうだいはない。就学前から両親の間に割って入って、喧嘩を仲裁していた。小学生の頃から、男性器に先天性の奇形があり、成長に合わせて何度も専門病院で手術を受けた。小学三年生の時、両親が離婚。母に引き取られた。高校卒業後はイギリスの大学に留学。帰国後はインテリア関係の仕事に従事するようになった。二〇代後半で同業の女性と結婚したが、子どもはできなかった。

支援の実際：リキッドの使用に伴う幻覚妄想症状も不眠も一切認めず、初診当初から精神科薬物療法は一切行わなかった。初診の際、幼少期の家族状況が「周囲の顔色をうかがって過剰にみずからの感情を抑制するパターン」を生み出した可能性について、本人と妻と三人で話し合った。そして、抑制された感情を人に頼ることなく単独で発散するために危険リキッドと自慰行為が必要だったという信頼障害仮説を提示し、それゆえ治療のためには人に頼って感情を処理する練習が不可欠であると説明した。その後は月一回、夫婦そろって来院してもらい、リキッドを使用した直前の生活状況とそれに付随した感情を確認していった。さらに、リキッドに代わる対処行動をともに考えたり、夫婦間の「本音の感情の表出」を実現するための具体的な方法についても助言を行ったりした。治療開始から五ヵ月程度までは、特に大きな仕事が一区切りついた後や急に仕事がキャンセルになって時間が空いた時などに、月数回のリキッド使用がみられた。診察場面では、再使用を正直に報告できた本人を称賛し、妻に対しては薬物の再使用に関して一切本人を叱責せず、「対処行動のトレーニングが不十分なのだから仕方がない」という反応を取るよう伝えた。

やがて一年が経過する頃には、大きな仕事の後に夫婦で一緒にマッサージや習い事に出かけるなど、適切な対処行動を取れるようになっていった。それに伴って、月数回だったのが数ヵ月に一回程度へと徐々にリキッドの使用頻度は低下した。治療開始から一年三ヵ月後の診察では、就寝前に、夫婦で互いに「今日の出来事とそれに付随した感情」を報告し合う「感情報告タイム」をもつよう提案した。やがて本人から妻に対して、時に涙を流しながら「寂しかった」「心細かった」「リキッドを使いたくなった」といった中核的な感情を言語化できるようになった。妻も、腫れ物に触るように本人に接するのではなく、自分自身の苦労や不安などの感情を素直に夫に語れるようになった。以降、約一年間、一切リキッドの再使用なく経過したため、治療終結とした。

心理的孤立の始まりは、両親の不仲によって、本人が自分の感情を抑圧してでも家の雰囲気をよくするために両親の感情に合わせて「明るい子」や「いい子」を演じるようになった時期からであろう。その後、男性器の奇形に対する手術を幼少期から繰り返したことは、みずからの性に対する不安感や劣等感を生み出す要因となったことが推測される。両親の不仲や奇形の存在については周囲の誰にも明かすことができず、両親の離婚に伴う不安や奇形に伴う劣等感はすべて心の中にしまい込んで、我慢だけで対処してきたのであろう。インテリアの仕事が少しずつ軌道に乗り、多忙になってくると、もはや我慢だけでは不満や疲れに対処できなくなり、大きな仕事が終わった後には「我慢と疲れに対するごほうび」として危険リキッドと自慰行為を用いるようになった。

治療の最初の目標は、リキッドの乱用を止めることではなく、同居している妻に本音や愚痴をこぼせるようになることであった。本人の薬物乱用を止められなかった妻の無力感に共感しつつ、本人の行動を責めるのではなく、その背景にある生きづらさへの理解を妻にも求めた。やがて「感情報告タイム」が軌道に乗ってくると、夫婦間のコミュニケーションは改善し、本人は職場の同僚や部下たちにも本音を語れるように変わっていった。もはや危険ドラッグで対処しなければならないほど、我慢や不満、疲れなどが蓄積しなくなっていったから、自然と断薬できたのである。

この症例をみてもわかるであろうが、アディクション治療の第一歩は、まずアルコールや薬物の使用やさまざまな衝動行為の背景にある一人ひとりのアディクト固有の感情に気づいてもらうことである。それができて初めて、アディクションの治療は第二段階に進むことが可能となる。つまり、これからも人を頼らずアディクションに頼って感情に蓋をし続けるのか、それともさまざまな他者に頼って感情を表出する練習へと一歩踏み出し、信頼障害を克服する旅に出るのか、アディクト本人に迷ってもらう段階である。

この症例は、たまたま平日日中に仕事をしており、同居中の妻も治療にきわめて協力的だったため、診察室と夫婦間、そして職場が感情を表出する練習の場となり、それだけで十分アディクト本人は成長することが可能であった。すべてのアディクトがフルタイムの仕事や協力的なパートナーをもっているわけではなく、むしろ生活保護を受けながら単身生活を送っている人や、本人は無職で実家に居候しており、年老いた両親は積極的に治療に関われないなどといったケースのほうが多い。

通常、アディクションが進行していくと友人関係は断ち切れ、心理的孤立状態は悪化の一途をたどるため、本音の感情を表出する練習の場は月一～数回程度の診察室だけになってしまう。医療につながっていない人は、どこにも練習の場がない。だからこそ、次に述べるグループ療法や自助グループがアディクション臨床において重要な役割を担っているのである。

［注1］そもそも覚せい剤取締法には、医師や他の援助職に覚せい剤の所持・使用者を警察に通報するよう義務づける条文はない。援助者は警察にアディクトを通報しなくても罰せられることはなく、治療を優先する

べきである。麻薬及び向精神薬取締法には、ヘロインやコカイン、大麻の「慢性中毒者」を都道府県の薬務課に通報する義務が規定されているが、通報先は都道府県であって警察ではない。通報の目的はあくまで治療を提供することにあって、逮捕ではない。また、患者は「慢性中毒」の状態にないと判断すれば、援助者は通報しなくてよい。

第7章　アディクションのグループ療法――SMARPP《スマープ》とSCOP《スコップ》

自助グループとSMARPPについて

アディクションの治療では、伝統的にアルコホーリクス・アノニマス（AA）などの自助グループやダルクなどリハビリ施設のミーティングへの参加が必須と見なされてきた。医療機関のみならず保健所など行政機関においても、アディクトが相談にやってくると、アルコールの場合は断酒会やAA、薬物の場合はナルコティクス・アノニマス（NA）やダルク、ギャンブルの場合はギャンブラーズ・アノニマス（GA）などへの参加を勧めることがごく一般的に行われている。

自助グループはアディクト本人たちによって運営され、少ないグループでは数人、多いところでは数十人の規模になる。公民館やキリスト教の教会などの一室を借りて週一回〜月一回の頻度で開かれることが多い。基本的には車座になって、司会者役がその日のテーマ（たとえば「希望について」や「回復について」など）を決め、そのテーマから連想されることを自由に一人ずつ話していく。ただ自分のアディクションの歴史を語ってもいい。誰かが話している時は、他の参加者は口を挟んではいけない。自分の番が回ってきた時はパスすることもできる。

依存症専門病院の入院患者たちも、入院中から院外の自助グループへの参加を勧められることがある。しかし、神奈川県立精神医療センターの依存症病棟で二〇一五年に臨床心理士の早坂透が行った調査では、退院して患者の自由意思に任された途端、半年以内に自助グループに一回でも参加した者は一〇％を下回っていた。

「傷のなめ合いみたい」「赤の他人に自分のことなんか話したくない」「人の話を聞いていると、かえって酒や薬物をやりたくなってしまう」「宗教くさい」「体調が悪い」「歯医者や内科など通うのに忙しい」などとアディクトたちは参加しない理由を次々挙げてくる。なぜ多くのアディクトたちは自助グループ参加に消極的なのだろうか。

信頼障害仮説から見れば、その理由は明白である。人を信用できないから、まさに人の集まりである自助グループを信用できるはずもなく、頼ることができないのだ。アディクトに自助グループにつながってほしいのなら、最初にアディクトと出会う援助者（初期援助者）のことをアディクトに信用してもらうことから始めなければならない。アディクトと初期援助者との「一対一」の関係が信頼と安心の関係になり、アディクトが比較的容易にみずからの喜怒哀楽を援助者の前で出せるようにならなければ、自助グループやリハビリ施設という「一対多」の場面でアディクトが安心して話せなかったとしても不思議ではない。

私は初診の場面で自助グループに関する情報提供をすることはあるものの、すでに長年にわたって自助グループやリハビリ施設の利用歴をもっているアディクト以外は、参加を強く求めはしない。一対一での適切な感情表出さえできていないアディクトに無理矢理自助グループに参加してもらったとしても、そのグループの中で過剰適応を起こし、本音の感情は伴わず通り一辺倒の建前だけを話す癖がついてしまうほうが心配である。年単位で自助グループに通っていて長期間断酒断薬できていたアディクトがアルコールや薬物の再使用に陥ってしまう理由の一つが、まさに自助グループで本音の感情を出せておらず、最後の一押しとなる生活上の何らかのエピソードをきっかけに単独での我慢が限界に達してしまうからなのである。

ある程度、外来診察など一対一の場面で援助者がアディクトに信頼してもらえるようになり、アディクトが安心して感情を言葉で表現する習慣がついてきて初めて、一対多の場面に「進学」することができる。通常は「進学」まで初診から数ヵ月〜数年単位かかるものである。神奈川県立精神医療センター依存症外来では、外来診察から次の院外の自助グループやリハビリ施設に「進学」する前に、中間の「予備校」的存在となるグループ療法への参加を勧めることもある。自助グループに対する心理的抵抗感が強い患者でも、初診医と病院に対して若干の信頼感と安心感を抱きつつある場合、病院が提供しているグループ療法なら参加に同意してもらえることが多いからである。グループ療法にさえ拒否的なアディクトの場合は、それだけ信頼障害が重度であるか、グループ参加の弊害となっている生活状況や精神症状が隠れていると考えて無理強いせず、一対一の外来診察や相談関係を継続してアディクトとの信頼関係を深める努力を続けていけばいい。

せりがや覚せい剤再発予防プログラム(Serigaya Methamphetamine Relapse Prevention Program：SMARPP)は、二〇〇六年に神奈川県立精神医療センター(旧せりがや病院)で開発された外来グループ療法であり、医師や臨床心理士、精神保健福祉士、看護師など病院職員が司会者役(ファシリテーター)を務めつつ、ワークブックを使ってグループで薬物のや

表3　SMARPP16ワークブックの目次

第1回	なぜアルコールや薬物をやめなきゃいけないの？
第2回	引き金と欲求
第3回	精神障害とアルコール・薬物乱用
第4回	アルコール・薬物のある生活からの回復段階
第5回	あなたのまわりにある引き金について
第6回	あなたのなかにある引き金について
第7回	これから先の生活のスケジュールを立ててみよう
第8回	合法ドラッグとしてのアルコール
第9回	マリファナはタバコより安全？
第10回	回復のために――信頼、正直さ、仲間
第11回	アルコールを止めるたの三本柱――抗酒剤について
第12回	再発を防ぐには
第13回	再発の正当化
第14回	性の問題と休日の過ごし方
第15回	「強くなるより賢くなれ」
第16回	あなたの再発・再使用のサイクルは？

め方を学べるようになっている［注1］。当初は覚せい剤のアディクション患者だけを対象としていたが、その後、実施経験を重ねていく中で他の薬物のアディクションの患者にも自由に参加してもらうようになり、ワークブックの内容を若干手直ししてアルコールのアディクションを対象とした姉妹版のプログラム（Serigaya Alcohol Relapse Prevention Program：SARPP《サープ》）も提供するようになった。

表3の目次を見てもわかるように、SMARPPのワークブックは、大別すると薬物のアディクションに関する基礎知識を学ぶ部分と、再発のメカニ

ズムを学んだうえで新しい対処を学ぶ部分から成る。ワークブックには本文に続いて質問欄もあり、グループ内で順番に本文を読み上げてもらった後は一人ひとり質問の答えを記入し、発表してもらう。自助グループ（AAやNAなど）は基本的に「言いっ放し、聴きっ放し」が原則であり、発言者に対してグループのメンバーたちは絶対に口を挟んではいけないが、SMARPPでは自由に発表者に対して感想や意見を述べたりすることが許されている。自助グループの場合、参加者全員がアディクト本人だが、SMARPPでは臨床心理士や精神保健福祉士、看護師など専門職が司会者として参加しており、発言の交通整理ができるからである。SMARPPでは、ミーティングを始める際に前回からの過ごし方を一人ひとりに確認するチェックインという時間があるが、「この間の週末に売人から連絡が入って危うく買いそうになった」などといった体験談で盛り上がった場合はそのままチェックインの時間を延長して、ワークブックの読み合わせの時間のほうを短縮することもある。

何を学んでもらうか、という学習の意味合いよりも、メンバーにとって「楽しい」「また参加したい」と思ってもらうことのほうをSMARPPは重視している。また来てもらわなければ、外来に通ってもらう形式のグループ療法は成り立たないからである。実際、海外の研究では、どんな治療であれ、患者が脱落せず長く治療にとどまっていれば、それだけ断酒断薬の可能性が高まると報告されている［注２］。神奈川県立精神医療センターでは、外来患者だけを対象としたＳＭＡＲＰＰ24（週一回一クール全二四週）と、入院患者と退院後の外来患者が合同で参加するＳＭＡＲＰＰ16（週一回一クール全一六週）、それに病棟と外来それぞれ別々にアルコールの患者だけを対象としたＳＡＲＰＰ（週一回一クール全七週）の三種類のワークブックを用いたグループ療法を提供している。いずれも本人の希望と主治医の許可があれば、一クールを終えた後も継続することが可能である。

ＳＭＡＲＰＰの源流は、アメリカ西海岸ロサンゼルスにあるマトリックス研究所で開発されたマトリックス・プログラムである。一九七〇年代まではアディクションと言えばヘロインかアルコールが中心だったアメリカでは、どちらも重篤な離脱症状を呈するため、体調が回復するまでに数ヵ月という長い期間が必要であり、その間施設に入所して解毒とリハビリプログラムを受けることが主流だった。一九八〇年代以降、コカインが大流行したが、ヘロインやアルコールと異なりコカインの離脱症状は通常数日程度で消退してしまうため、アディクトたちはすぐに入所生活に退屈するようになり、何ヵ月も続く施設のリハビリプログラムを終えることなく途中で退所してしまう患者が続出したのである。

マトリックス・プログラムはコカイン世代のアディクトたちを対象に、はじめから外来で提供される通所プログラムとして開発された。治療から脱落しないことを最優先に作られており、週三回計一六週間かけて一〇人前後のグループでワークブックを用いながらアディクションの再発予防を学んでいく。尿検査の結果、薬物使用が陽性と出ても警察に通報するのではなく、あくまでアディクションの病状悪化ととらえてカウンセラーが関わる体制になっている。その後はコカインだけでなく、覚せい剤のアディクションに対してもプログラムの有効性の検証が行われている。

ＳＭＡＲＰＰの効果と限界

私は二〇〇六年九月に初めて神奈川県立精神医療センター（旧せりがや病院）でＳＭＡＲＰＰが試行された際、旧せりがや病院で常勤医として勤務しており、立ち上げからプログラムの提供に至るまで継続的に関わってきた。その後、一〇年におよぶＳＭＡＲＰＰの歴史の中で有効性を指摘しうる点は、何よりもまず治療の継続性である。たとえば私がかつて直接調査した結果では、初診患者一四〇名中、初診後三ヵ月が経過しても治療を続けていた者の割合は、ＳＭＡＲＰＰに参加した群では九三％（二七名中二五名）に上ったのに対して、ＳＭＡＲＰＰに参加しなかった群では五八％（一一三名中六五名）に過ぎなかった〔注3〕。

ＳＭＡＲＰＰに参加した患者たちの多くが、「ＳＭＡＲＰＰでは、他の場所では言えないような話題を自由にすることができる」「言いっ放しではなく、他のメンバーから反応が返ってくるのも嬉しい」などと語っており、メンバーたちの反応を見ている限りでは、グループ自体の居心地のよさや他のメンバーとつながる喜びがＳＭＡＲＰＰの魅力のようである。実際、ＳＭＡＲＰＰの司会者は薬物の再使用を否定的にとらえることはせず、むしろ失敗から何を学ぶか、という前向きな姿勢を取ることをメンバーたちに促している。逆に言えば、ＳＭＡＲＰＰは他のあらゆるアディクションの治療法と同様、短期間でアディクトを断薬させる力をもっているわけではない。

たしかにワークブックの中身は薬物の再使用を防ぐための「学習」という色彩が強いが、ＳＭＡＲＰＰに一～二クール参加したからといって、それらの学習内容をすぐにアディクトたちが体得し、実践に移せると期待するのは楽観的に過ぎるだろう。ＳＭＡＲＰＰでは、薬物の使用欲求が強まった時の対処行動を教えるセクションもあり、深呼吸をしたり、友達に電話をかけたり、まったく別のことを考えて思考を薬物からそらすなど、いくつかのアイディアをアディクトに提供している。しかし、どれほど小手先のテクニックをアディクトに覚えてもらったとしても、心理的に孤立したままでつらい感情をためこむ一方だったならば、洪水を素手で止めようとするのと同じくらい実際の場面では役に立たないものである。

これまでの経験では、むしろ長い時間をかけてＳＭＡＲＰＰのセッションで他のメンバーとの一体感を育み、かつて不良集団が果たしていたように、アディクトたちにとって何でも話すことができ、安心できる居場所となることが、間接的に断薬効果を発揮していると思われる。つまり、薬物という「物」ではなく、同じセッションに参加した仲間たちという「人」に頼る練習ができる場がＳＭＡＲＰＰなのである。

ＳＭＡＲＰＰの効果が典型的に表われている自験例を紹介しよう。

〔症例〕大麻と危険ドラッグのアディクション（三〇代男性）

小学生の頃からサッカーが得意で、高校もスポーツ推薦で入学。しかし高校二年生時にサッカー部の監督と衝突し、退部した後は学校自体に登校しづらくなり、もっぱら中学生の頃からの不良仲間と遊んで時間を潰すようになっていった。同時期からシンナーと大麻を乱用。以降、薬物事犯での逮捕を繰り返して高校は三年生時に中退し、宅配の仕事をするようになった。三〇代以降は「逮捕されないから」と大麻ではなく、大麻に類似した成分を含む危険ハーブを使用するようになったが、仕事は無断欠勤が目立ったためすぐに解雇されてしまい、どこに転職しても長くは続かなかった。仕事ができず、実家で漫然と居候していることへの罪悪感や焦りの気持ちで夜眠れず、ハーブを吸って寝るパターンが四年間続いた。同居している親の強い勧めで依存症外来受診に至った。

受診後、親の希望もあって断薬目的に入院したが、一週間以内に病棟から脱走してしまい、そのまま退院となった。退院後は本人の希望もあり、ＳＭＡＲＰＰ16に毎週規則的に参加していた。なぜなら、後に本人が告白してくれた話によれば、病院に通う交通費を多めに親に申告し、差額分を貯めてハーブを購入していたからであった。

多い時は毎日、少ない時でも週に一～二回はハーブを吸ってしまうことが続いた。「今週は二勝五敗です（七日間のうち二日だけハーブを吸わずに過ごせた、という意味）」などと外来やＳＭＡＲＰＰで語る本人に対して、ＳＭＡＲＰＰの他のメンバーたちも私も一切叱責したり、失望感をあらわにしたりすることはなかった。むしろ「意味のある負け試合もあると思うよ」などと励ますメンバーもいて、私も正直に自分の状況を伝えられたことや、ハーブが止まらなくてもＳＭＡＲＰＰに参加し、外来診察に来ることができている本人を称賛し続けた。

そのような日々が繰り返されて四ヵ月が経過したある日の夜、いつものように本人は車を運転してハーブショップにハーブを買いに出かけたところ、道すがら、「覚せい剤をやりたくなった時、豚骨ラーメンを大盛り食べて欲求を乗り越えたことがあった」というＳＭＡＲＰＰの他のメンバーの話を思い出した。そしてラーメン店に立ち寄り、豚骨ラーメン大盛りを注文し、携帯電話のメッセージアプリでＳＭＡＲＰＰの他のメンバーたちに「今日は豚骨ラーメン大盛りでしのごうと思います！」とメッセージを送ったところ、次々と励ましの返事が届いたという。その夜から、彼は一年半にわたって一度もハーブを吸っていない。そして、彼女とドライブを楽しんだり、アルバイトを再開したりするようになった。

なぜ四年間も止まらなかったハーブのアディクションが突然止まり、一年以上も安定して断薬が続いているのだろうか。ハーブが「毒」ならば、ハーブの「薬害」によって脳障害が生まれ、止めたくても止められなくなっているのならば、なぜ「豚骨ラーメン」で止まったのだろうか。

ハーブの乱用が止まった後に彼自身、「ＳＭＡＲＰＰの他のメンバーから、どれだけハーブが止まらなくても絶対に責められなかったから、初めて誰かのことを仲間だと実感することができた」と振り返っている。ハーブの力を借りなければいけないほど心理的に孤立していた彼を、他のＳＭＡＲＰＰのメンバーたちは責めずに受容し続けたことで、はじめは半信半疑だった彼もメンバーたちを仲間だと信頼できるようになったのである。自分を信じ続けてくれたから、彼もメンバーたちを信じることができたのだ。

信頼できるようになって、彼は安心を手に入れた。なかなか継続的な就労につながらず、なかなかハーブをやめられないことにいくら不安や焦りを感じても、自分には絶対に責められない居場所がある。この確信はハーブでは体験できないような、リアルな安心感なのである。そこから「応援してくれている仲間を裏切りたくない」という気持ちが生まれ、ハーブを吸うメリットよりも、デメリットのほうが上回るようになったのであろう。だからこそ、ハーブが止まり続けたのである。ＳＭＡＲＰＰが教える認知行動療法的なテクニックを彼が駆使できたわけではない。ハーブに侵された脳を特殊な薬や手術で正常に治したわけでもない。ＳＭＡＲＰという場で仲間たちから信頼を受け取る、という体験の繰り返しを通じて、彼の信頼障害が解消し、「ハーブ」という物ではなく、ＳＭＡＲＰＰの仲間たちという「人」に頼ることができるようになったからである。

当然のことながら、ＳＭＡＲＰＰは万能ではない。すべてのアディクトたちがＳＭＡＲＰＰに参加しさえすればアディクションが止まるわけではない。まず、そもそもＳＭＡＲＰＰに参加できるアディクトの割合がそれほど多くないという現実がある。

神奈川県立精神医療センターに平成二四（二〇一二）年度の一年間、初診となったすべての薬物のアディクション患者のうち、外来のＳＭＡＲＰＰに参加できた人は三五四人中二五人、つまり七％に過ぎなかった。なぜそれほど少ないかと言えば、一つは病院で提供されるＳＭＡＲＰＰが平日の日中に行われているからである。仕事をしている人、家事や育児、介護などで家を長時間あけられない人は参加できない。遠方に住んでいる人も毎週の参加は困難である。つまり、比較的気軽に通院できる距離に住んでいて、仕事をしたり家事をしたりしなくても生活を維持できる人、つまり家族や生活保護などから経済的な支援を受け、平日日中特に時間的な束縛がない人に限られてしまうのである。

さらには、たとえ平日日中に通うことができる生活状況にあったとしても、長年大量の薬物を使い続けた結果、後遺症としての幻聴や妄想が重篤な患者や、凄惨な幼少期の虐待を生きのびてきて、うつ状態や不安症状、対人緊張感などが強すぎる患者は、ＳＭＡＲＰＰという不特定多数の集団に入ることも、定期的にＳＭＡＲＰＰに参加し続けることもできない。たとえそれら比較的重篤な精神症状がなかったとしても、そもそも薬物乱用に対する困り感が乏しく、薬物をやめたいと思っていない患者、ＳＭＡＲＰＰでやめ方を学ぶ必要などないと思っている患者、病院には不眠に対する薬をもらうためだけに通院している、といった動機づけの浅い患者はSMARPPを勧めても参加に同意することはまずない。

周囲がさんざん説得した結果、渋々SMARPPに参加したとしても、本人は「周囲がうるさいから仕方なく参加してやった」「さっさと終わらせたい」という恩着せがましい態度しか示さず、ファシリテーターや他の参加メンバーたちと信頼関係を結ぶことはきわめて難しくなる。たとえ恩着せがましい態度をあらわにしなくても、これまでの経験では、高学歴で比較的安定した収入が得られる仕事をもち、学校や家庭内で過剰適応し続けてきた患者は、SMARPPでも表面的な交流に終始し、信頼障害の解消につながらないことが比較的多い。

ひどい虐待や養育放棄を生きのび、多くの精神症状を抱えている重症なアディクトを除けば、成績不良やいじめなどが原因で学校や家庭に居場所を見いだせなくなり、思春期早期に不良集団などに適応する場所を移していった「明白な生きづらさ」のアディクトたちはSMARPPにも適応しやすい。彼らは不良集団の中では本音を出してきたので、SMARPPでも本音を出すことにさほど大きな支障はない。少年鑑別所や少年院での体験などの「武勇伝」ですぐに互いに打ち解け、SMARPPのセッションは脱線や雑談でおおいに盛り上がるものである。

他方、学校や家庭の中で「いい子」でい続け、学校や家庭に過剰適応してとどまり続けた

「暗黙の生きづらさ」をもつアディクトたちは、簡単にＳＭＡＲＰＰにも過剰適応を起こしてしまう。表面的には真面目にＳＭＡＲＰＰに参加し続けてくれるが、「打てば響く」ような信頼関係をファシリテーターや他のメンバーたちと築き上げることはできないまま、ただ規定のセッション回数を終えて「卒業」していってしまう例が少なくない。周囲は無事プログラムを終えたことで「治った」と期待するが、アディクトたちにとってＳＭＡＲＰＰに参加することは、かつて周囲の期待をくみ取って塾に通い、受験勉強に励み、あるいは部活の練習に耐え、几帳面に家事を手伝ってきたことと同じことに過ぎない。我慢の延長ではあっても、過剰な我慢をせずに本音を出し、人に頼る練習の場になっていないのなら、残念ながら何度ＳＭＡＲＰＰに参加し続けても薬物再乱用の防止効果は乏しいままであろう。

ＳＣＯＰが目指すもの

過剰適応という鎧をかぶってしまう「暗黙の生きづらさ」をもつアディクトたちの心に近づく方法はないのか。「こころを開くためのせりがや協働プロジェクト Serigaya Collaboration for Open heart Project（ＳＣＯＰ）」はそんな私の悩みと何人かの旧せりがや病院スタッフたちとの話し合いの中から生まれた。

基本的な考え方は、「薬物のやめ方を学ぶ」という出発点そのものから離れることだった。そもそも「暗黙の生きづらさ」を抱えたアディクトたちは過剰適応を続けるため、慢性的な我慢の苦痛を軽減するために薬物を必要としてきたのである。過剰適応について一切触れないまま、ただ薬物のやめ方を教えようとしても、彼らが薬物を手放すはずがない。いわばまったく泳げないスイミングスクールの生徒たちに対して、泳ぎ方を教えないまま浮き輪を手放す方法だけ教えようとするようなものである。溺れるとわかっていてわざわざ手放すはずがない。SMARPPではうまく治療が進展しないアディクトたちに対しては、「薬物のやめ方」ではなく、その前段階である「過剰適応のやめ方」を伝えなければならない。

過剰適応は、心の中のさまざまな欲求や感情を必要以上に犠牲にすることで環境に適応しようとする一連の認知行動パターンである。長年過剰適応を続けてきたアディクトは、犠牲にしてきた欲求や感情に関する感度が著しく低下してしまっている。それらは心の引き出しの奥に押し込まれたまま、存在することさえ本人が忘れてしまっていることも多い。したがって、過剰適応から脱出するための第一歩は、忘れてしまった欲求や感情に気づくことにある。そして、気づいた後はそれを適切に他者に言葉にして伝え、共感や承認を得る必要がある。周囲に本音を出しても、全体の雰囲気が悪くなったり、誰かに見捨てられたり非難されたりしないという成功体験を重ねていけば、いずれは自分の感情を犠牲にしすぎず環境に適応できるようになるはずである。

ＳＣＯＰは臨床心理士と作業療法士、そして看護師の三職種の協働作業という基本構造をもつ。最初のステップ（ＳＣＯＰ１）は、臨床心理士による欲求や感情の抑圧に関する心理教育から始まる（図２）。

心理教育的な部分を終えた後は、たとえば他の患者から「お金を貸してくれ」と頼まれる場面や、母親に寝坊していることを叱られる場面など、架空の場面を提示して、参加者に対応を話し合ってもらう。具体的にどんな感情に襲われたか、どのように断ったり、自分の気持ちを相手に伝えたりするか、ワークブックに記入しておいてもらう。

次のＳＣＯＰ２は作業療法士が担当し、参加者がみずからの身体感覚に気づくことを目的としたセッションである。グループ全体でゲームをやったり、ペアを作ってハンドマッサージをしたり、筋弛緩法などさまざまなリラックス方法を体験してもらい、体が感じている緊張感や不快感を可視化したり、一人ひとりが実感してもらうことを目指している。アディクトはみずからの感情を押し殺してきた過程で、実はみずからの身体感覚も押し殺してきている。入院してアルコールや薬物をやめた途端に頭痛、歯痛、腰痛など体中の痛みに襲われるのは、痛みを麻痺させてきた薬物の摂取をやめたからである。みずからの体の感覚に気づくことは、体に反映されている心の状態に気づくための早道なのである。

最後のＳＣＯＰ３は病棟看護師が担当し、ＳＣＯＰ１の後半で設定した架空の場面に基づいて、実際に参加者たちにロールプレイをしてもらう。お金を無心する患者の側と、依頼される側、寝坊している息子を叱る母親役と、叱られる息子役など、それぞれの立場に分かれて「演じる」ことにより、相手の気持ちに共感したり、断る勇気を学んだり、本当の自分の気持ちを伝えることでどれほど楽になれるかを体験してもらったりすることが狙いである。参加者たちはロールプレイを通して、時に感情を揺さぶられ、時に笑いの渦に包まれながら、少しずつみずからの本音を語り、生の感情を他者に言葉にして伝えることへの抵抗感が薄らいでいくのである。

ＳＣＯＰは外国のプログラムを翻訳したものでも、既存のプログラムをつぎはぎしたものでもない。日本の医療機関を受診した日本のアディクトの病状に合わせて作られた、「一〇〇％made in せりがや」の試みであった。そのため、最初は比較的多くのスタッフを割くことができ、万が一参加した患者が精神的に不安定になっても即応できるように病棟で実施した。毎週

Q1　あなたの「考《かんが》え」には、自分《じぶん》ではない“他《ほか》の誰《だれ》か”の価値観《かちかん》がすりこまれていませんか？　“その人《ひと》”から何度《なんど》も言《い》われていた口《くち》ぐせがなかったか思《おも》い出《だ》してください。そこには“その人《ひと》”のどんな価値観《かちかん》が隠《かく》されていると思《おも》いますか？　その価値観《かちかん》はどんな「感情《かんじょう》」を生《う》み出《だ》しそうですか？

(例《れい》)

すりこみ　：（ ある ・ ない ）（「ある」に丸印）

誰《だれ》の　：母《はは》

(その人《ひと》の)口《くち》ぐせ：あなたはどうせ私《わたし》がいないと何《なに》もできないんだから

(その人《ひと》の)価値観《かちかん》：私《わたし》がいないとどうせ何《なに》もできないに違《ちが》いない

(自分《じぶん》の)感情《かんじょう》：うつ・無気力《むきりょく》・劣等感《れっとうかん》

(回答《かいとう》)

すりこみ　：（ ある ・ ない ）

誰《だれ》の　：

(その人《ひと》の)口《くち》ぐせ：

(その人《ひと》の)価値観《かちかん》：

(自分《じぶん》の)感情《かんじょう》：

図２　SCOP1のワークブックの抜粋（続き）（作成：早坂透）

第1回《だいかい》　依存症《いぞんしょう》のなりたち（1）

依存症《いぞんしょう》は、「考《かんが》え」と「感情《かんじょう》」と「からだ」と「行動《こうどう》」の4つの要素《ようそ》のつながりをバラバラにしてしまう病気《びょうき》です。バラバラになっている期間《きかん》が長引《ながび》くと、下《した》の図《ず》のように「感情《かんじょう》」と「からだ」が「考《かんが》え」に埋《う》もれてしまい、その働《はたら》きを弱《よわ》めてしまいます。つまり、考《かんが》えれば考《かんが》えるほどに、「考《かんが》え」が「感情《かんじょう》」と「からだ」を燃《も》やしてしまい、見《み》えなくさせてしまうのです。

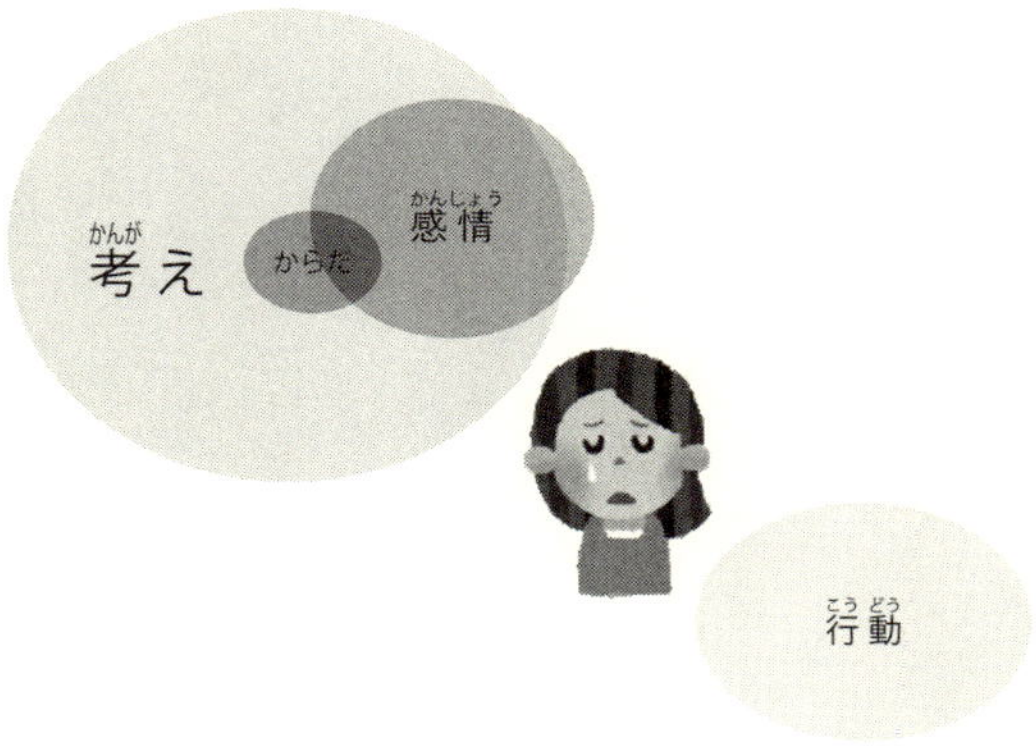

みなさんはこれまで、「家族《かぞく》を悲《かな》しませたくない（考《かんが》え）」のに「嘘《うそ》をつく（行動《こうどう》）」、「怒《おこ》っている（感情《かんじょう》）」のに「親切《しんせつ》にする（行動《こうどう》）」、「頭《あたま》が痛《いた》い（からだ）」のに「大丈夫《だいじょうぶ》と笑顔《えがお》で答《こた》える（行動《こうどう》）」など4つのつながりがバラバラな反応《はんのう》をしていませんでしたか？　そういうときに、こころのモヤモヤやわだかまりを感《かん》じていませんか？

図2　SCOP1のワークブックの抜粋（作成：早坂透）

木曜にSCOP1を、金曜にSCOP2と3を実施し、週三回のセッションを四週間、計一二セッションで一クールとして、参加直前には患者に導入面接を、一クール終了時には振り返り面接を行った。さらに三種類のSCOPのセッションがそれぞれ終わるたびに、三職種が集まってミニカンファレンスを開き、情報共有を密にした。そして、二〇一四年四月から一年七ヵ月にわたって実践と検証を続けた。

SCOPの主目的は過剰適応の改善にあり、その結果として心理的孤立傾向が弱まり、他者に対して自分の感情を素直に表現しやすくなることが期待される。より具体的に言えば、入院中SCOPに参加したアディクトは、従来の病棟プログラムだけを受けた者よりも退院後自助グループにつながり、自分の気持ちをミーティングで話しやすくなるはずである。実際、SCOPの参加者たちはセッションの中で感情に気づき、感情を直接相手に話す練習を繰り返しているうちに、少しずつ普段の病棟生活でも看護師や担当医、他の患者たちに自分の思いを言葉にして表現できるように変わっていった者が多かった。「自助グループに参加する意味がやっとわかった」と感想を述べた参加者もいた。

SCOPを実践していく中でその有効性を体験できたスタッフは多かったが、その臨床実感を客観的な数値に翻訳して第三者に伝えることは容易ではない。その第一歩としてSCOP全体のコーディネーターを務めてもらった臨床心理士の早坂に二〇一四年五月から臨床データを取り始めてもらい、翌一五年四月までの一年間でSCOPを受けて退院した患者が退院後半年以内に一回でも自助グループに参加した割合を、SCOPに参加しなかった患者のそれと比較した。すると、SCOP参加群は三二人中二〇人と自助グループ参加率が六二・五％だったのに対し、非参加群は八五人中七人で八・二％と明らかな差が認められた［注4］。もともと入院患者をSCOP参加群と非参加群に無作為に割り当てたわけではないので、この数字の差だけでただちにSCOPの自助グループ参加促進効果が証明されたとは断言できないが、私たち病棟スタッフの臨床実感を裏づける結果ではあった。

依存症病棟でSCOPを問題なく実施できることが確認されたため、次の課題はSCOPを依存症病棟以外のスタッフが比較的少ない医療・行政機関でも幅広く導入できるように汎用性を高めることである。そのため、二〇一五年一二月から神奈川県立精神医療センター依存症診療科では、舞台を依存症外来に移してSCOPの試みを継続している。SCOP1〜3まで三種類あったセッションは、精神保健福祉士による心理教育（病棟でのSCOP1に相当）と外来看護師によるロールプレイ（病棟でのSCOP3に相当）に簡略化した。二種類のセッションをそれぞれ隔週で交互に行い、週一回計一〇回を一クールとし、途中参加は認めないクローズド・グループとして実践経験と効果測定を重ねているところである。

グループ療法修了後の関わり方

医療機関や行政機関などで提供されるグループ療法は「予備校」的な役割であり、基本的には卒業後に自助グループへと「進学」することが目標である。もちろん、どうしても自助グループに対する拒否感が拭いきれないアディクトについては、性急に「進学」を勧めなくてもよい。グループ療法参加中に、一足先に自助グループにつながっている仲間に誘われて早々と「進学」する人もいれば、グループ療法も「中退」してアディクションが再発し、何年も遠回りしてからようやく自助グループにつながる人もいる。重要な点は、どれだけ早く自助グループにつながるかではなく、どれだけアディクト本人が自助グループにつながる意義を理解しているかにある。

すでに再三述べているように、自助グループは自分の感情をためこまずに人を信じ、人を頼ってさまざまな欲求や感情を表出する練習の場である。断酒会であれば会長さんや他の会員たち、AAやNAであれば会場の先行く仲間たち、リハビリ施設のマックやダルクなら同じ回復者のスタッフたちや他の利用者たちが最初に共感してくれる他者となる。正論でも説教でも軽蔑でもなく、アディクトが何を語ろうとも自助グループという場で共感を得ることにより、心理的孤立が回避され、アルコールや薬物などといった「物」に再び頼ってしまう危険性が減っていく。AAやNAでは、つながっていまだ日も浅い初心者はアディクションから回復するためのコーチ役となる「スポンサー」をミーティング会場の先輩たちの中から選ぶことができる。これも孤立しがちなアディクトの「人」とのつながりを強化する仕組みと言えよう。

もちろん自助グループでもリハビリ施設でも、あるいは外来でも病棟でも、そこに人が複数いる限り、さまざまな軋轢や人間関係上のトラブルは必ず起きるものである。基本的に対人不信感が強いアディクトたちが集まっていれば、ささいな相手の表情や言葉、思い違いも被害的に解釈し、暴言を吐いてしまう者もいる。すぐに過剰適応の癖がぶり返して他者に合わせすぎて疲れ果て、突然自助グループをやめたくなったり退院したくなったり、あるいは処方薬を過量服薬したり自傷したりアクティング・アウトをする者も出てくる。

それらのアディクトたちの（一見すると望ましくない）反応や行動化（アクティング・アウト）は、むしろアディクトの成長過程から見れば、貴重な介入のチャンスなのである。アクティング・アウトが起きた場合は、前章の「感情表出とアクティング・アウト」の節で述べた対応を年単位で粘り強く繰り返していけばいい。感情とアクティング・アウトの結びつきのパターンを理解し、感情に気づいて「物」や「単独行動」ではなく「人」にＳＯＳを出すという新しい対処を繰り返し練習することが、アディクトの成長を促進していくのである。

グループに拒否的なアディクトへの関わり方

いかなるグループ療法にも自助グループにも消極的なアディクトに対しては、何年かかってもいいので、とにかく外来や相談窓口での一対一の信頼関係の維持と強化を当面の目標とするべきである。ただし、アディクトの成長という最終目標のためには、一対一の関係はあくまで出発点に過ぎず、どれほどアディクトと援助者との信頼関係が「甘い蜜」を双方にもたらしてくれるとしても、そこに安住してしまうのは援助者の怠慢か自己満足である。

良い援助者とは、最終的にアディクトがその特定の援助者を必要としなくなるように背中を押してあげる援助者のことである。一人の援助者との信頼関係を原動力にして次の援助者へとバトンをつなぎ、次々と連鎖的にアディクトが頼れる援助者や仲間、窓口が増えていくことが安定的な成長とアディクションの再発予防に不可欠である（図３）。たとえば独居で家事や服

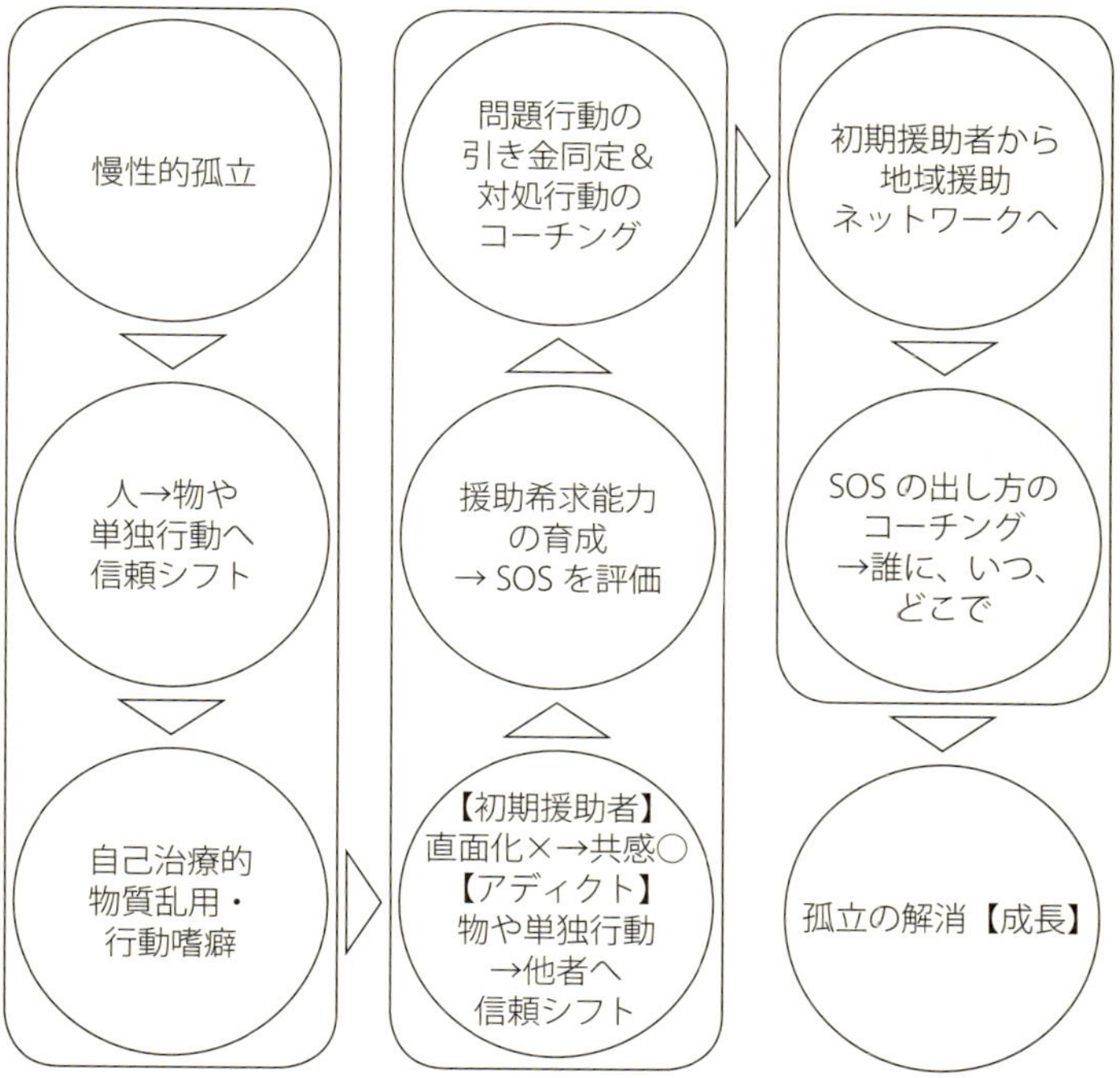

図3　信頼障害としてのアディクションの発症と成長過程

薬管理に問題を抱えていそうなら、精神障害者に対する介護ヘルパーや訪問看護を導入することを勧めてみるといい。終日スケジュールが何もなく孤立したままでアディクションの再発を繰り返しているなら、焦らず本人の困り感が高まるまで辛抱強く外来や相談機関と関係を維持しながら待つ。現状を変えたいという気持ちが本人に生まれてきたところでグループ療法か自助グループを勧め、拒否するなら第三の道として作業所やデイケアに通うことを勧めてみるのも手である。本人がなかなか決断できない場合は、いったん入院という「タイムアウト」を入れ、心身ともに十分休養をとってから再度検討してもらうというパターンを繰り返してもいい。

作業所もデイケアも含め、複数の人とのつながりを伴うすべての援助を拒否したとしても、決して本人を責めず、「それだけいまだ人に頼る心の準備ができていないのだ」と考えればいい。あるがままのアディクトの姿を援助者側が受け入れ、アディクトの成長可能性を信じて何ヵ月でも何年でも待ち続ける。焦る家族に対しては、「バンジージャンプを飛ぶ前に眼下を見下ろして躊躇している人と同じ」と説明する。そして、無理矢理本人をジャンプ台から突き落とすのではなく、アディクトがみずからの決断で「人を信じて援助を受ける」というジャンプに踏み切るのを信じて待つしかない、と助言する。

アディクトはほんとうに人に助けてもらえるのか不安で信じられないから、人に頼ってみる、という大きなジャンプをすることを躊躇し、つい昔の癖で「物」や「単独行動」に頼り続けてしまうのである。その根源的な不安を解消するためには、「不安がっていて次のステップに踏み出せないダメな自分」も受け入れてもらえた、という成功体験の機会を援助者が何度も提供しなければならない。石橋を叩いて叩いて叩き続けて、アディクトが大丈夫だと安心してくれるまで。

［注1］小林桜児ほか「覚せい剤依存患者に対する外来再発予防プログラムの開発―Serigaya Methamphetamine Relapse Prevention Program（SMARPP）」『日本アルコール・薬物医学会雑誌』四二巻五号、五〇七―五二一頁、二〇〇七年

［注2］Hser, Y.I., Anglin, M.D.: Addiction treatment and recovery careers. In: Kelly, J.F., White, W.L. (eds.): *Addiction recovery management: theory, research and practice.* Humana Press, 2011.

［注3］二〇〇九年一一月～二〇一二年六月の期間、国立精神・神経医療研究センター病院薬物依存症専門外来を受診した初診患者が調査対象。

［注4］早坂は、その後SCOPの有効性をより詳細に確認するため、参加群と非参加群の患者の特徴（入院期間や退院理由、年齢、性別など）をできるだけそろえる調整を行ったうえで、再度自助グループへの退院後半年以内の新規参加率を算出している。参加群は三二人中二七人で八四・四％、非参加群は三三人中三人で九・一％とやはり統計学的に有意な差（$p<0.01$）を認めた。詳しくは以下の論文を参照されたい。早坂透ほか「物質使用障害患者の感情に焦点を当てた統合的治療プログラムの開発―Serigaya Collaboration for Open heart Project（SCOP）」『日本アルコール・薬物医学会雑誌』五一巻三号、二〇三―二一三頁、二〇一六年

第8章　アディクションと社会——予防・啓発・取り締まり

　一定の信頼と愛情を寄せていた母親的存在を失う体験を繰り返していると、幼児はその後に登場してくる養育者たちには徐々に関心を寄せなくなっていき、やがて誰に対しても愛着関係そのものをもとうとしなくなっていく。幼児はますます自己中心的になり、人に対してみずからの欲求や感情を向けるのではなく、甘い物やおもちゃ、食べ物などといった物に執着するようになっていくのである。［注1］

愛着関係と感情調節

この文章は愛着理論の創始者とも言うべきイギリスの精神分析家J・ボウルビィの代表作 *Attachment and loss* の第一巻 *Attachment* から引用したものである。二〜三歳児が家族から離され、児童養護施設や病院で一定期間過ごすことになった際の反応について述べた部分で、分離直後に抗議、そして絶望の時期を通り過ぎると、最後に幼児が示す反応が脱愛着（detachment）である。特に母親本人だけでなく、保育士や看護師など母親の代理的な人々とも愛着関係を結んでは別れるという分離体験を繰り返しているうちに、子どもは人との愛着関係に期待しなくなり、物への自己中心的な執着へと行動パターンが変わっていくとボウルビィは論じている。

さまざまな「物」は、いつまで側に居てくれるかわからない不安定な愛着対象に代わって、常に幼児の側に居てくれて安心を与えてくれる存在となる。人から安心が得られない時、食べ物を口にすれば血糖上昇により生理的な満腹感が得られ、あるいはおもちゃなどの物を獲得して所有欲が満足すれば、それらは安心感の代わりとなる。

第1章の「アディクションと生育歴」の節で述べたように、特に覚せい剤のアディクトの三人に一人は一五歳までにどちらかまたは両方の親を失った経験をもっている。親を死別や離婚などで失わなくても、アディクトたちの生育歴に耳を傾けていると、親が水商売の仕事をしていたり、パチンコ店に入り浸っていたり、愛人宅で過ごしていたりして、深夜遅くまで帰宅しない事実上の養育放棄状態だった子ども時代を過ごしていた者は実に多い。たとえ夜、親が家に居てくれたとしても、いつも両親が怒鳴り合いの喧嘩ばかりしていたり、親が子どもに対して長時間一方的に自分の仕事の愚痴や他人の悪口をこぼしてばかりいたり、毎晩泥酔して、あるいは抑うつ状態ですぐに寝込んでしまったりしていたら、つまり子どもの心理的な欲求に親が応えることができない状態ならば、子どもの立場からみると「心理的には」親は家にいないのと同じ状況なのである［注2］。

子どもを取り巻く周囲の大人たちは通常、成長過程の子どもたちの喜怒哀楽に共感し、子どもの感情に寄り添ってともに喜んだりなだめたり、慰めたり褒めたり叱ったりすることで、子どもたちの感情が極端に偏らないよう調節する役割を果たしている。血圧や脈拍、体温などは極端に上下しないよう、子どもも大人も体内の自律神経の働きで常に一定に保たれているが、子どもの感情は自分の体一つでは調節できない。子どもの感情調節は常に他者を必要としており、他者の協力によって感情を調節してもらう成功体験を積み重ねていくうちに、やがて他者から受け取った励ましや慰めなどの言葉が自分の心の中に取り込まれていく。そして、大人になる頃には、自分で自分のことを慰め、励まし、戒め、自分一人で感情を調節できるようになっていくのである。

逆に子どもが不安な時に、子どもの感情の波長に合わせて安心の言葉をかけてくれる大人が年単位で不在だったらどうだろうか。子どもが悲しく惨めな気分の時、慰め、励ましてくれる大人がおらず、いつも叱ったり無視したりする大人しかいなかったら、何年経っても子どもの心の中に安心の言葉は蓄積されず、子どもは単独で感情を調節することができないままになってしまう。そのような場合は、自分の心の「外」に、安心の言葉に代わって感情を調節してくれる「物」を探すしかないのだ。

小学校高学年から中学校にかけて早々に家を飛び出して繁華街を放浪したり、友達や恋人の家に居候したりする子どもたちがいる理由は、彼らの自宅の居心地が何らかの理由でよくないからである。「安心できる他者」への飢餓感を抱えた子どもたちが繁華街で寄り集まって不良集団を形成することもある。彼らは、本来であればすべての子どもたちが平等に受け取る権利があるはずの大人たちからの「安心」「愛情」が、なぜか現実には自分たちにだけ与えられていないことに潜在的な恨みを抱えている。そこで、大人たちへの報復として万引きや粗暴行為など反社会的行動を取ることで、欠けた心の穴を埋め合わせ、恨みや孤独感といった意識したくない感情から目を背けようとする。

あるいは、夜遅くまでパートで働いて苦労している母親を見捨てたくないから、うつ病で働けない父親をこれ以上具合悪くさせたくないから、どれほど自宅が寂しく不安な空間であっても家を飛び出さない過剰適応タイプの子どもたちもいる。彼らは家の中でひたすらゲームに没頭し、インターネットで不特定他者とつながり続け、お菓子を過食し、あるいはカッターやコンパスで手や腕を傷つけて、やはり自分を苦しめている孤独感や不安感といったつらい感情から意識を違うほうへとそらそうとする。

彼らに不良集団とつきあうことをやめろと頭ごなしに叱ったり、強制的にゲーム機や携帯を取り上げたりしたら、どんな反応を子どもたちが取るかは容易に想像できるであろう。あるいは、ゲームや携帯のやりすぎの「害」をどれほど教えても、子どもたちが手放すことはないであろう。手放すことができるのは、そもそもどのような手段を使ってでも意識をそらしたくなるほど嫌でつらい感情を抱えてはいない幸運な子どもたちだけである。

有効なアディクションの予防対策と啓発とは

不良タイプであれ、過剰適応タイプであれ、一〇代後半になるとお菓子や携帯、万引きや暴走行為よりももっと手っ取り早く、もっと確実に嫌な感情から意識をそらしてくれる効果のある「物」と出会うことになる。アルコール、タバコ、そして薬物である。彼らの心に、薬物乱用防止対策としてしばしば大人たちが連呼する「ダメ。ゼッタイ」という禁止の言葉は届くだろうか。

薬物を乱用する子どもたちが求めている言葉は、禁止のメッセージなのではない。あなたの恋人や家族が孤独で不安な時、あなたは「ダメ。ゼッタイ」と声をかけるだろうか。太平洋の真ん中で、まったく泳げない人が「違法な浮き輪」につかまって漂流しているところを発見したら、あなたは「ダメ。ゼッタイ」と言ってその浮き輪を手放すよう命じたり、無理矢理奪い去ったりするだろうか。相手は浮き輪の違法性に困っているのではない。泳げなくて漂流していることに困っているのだ。だから、違法な浮き輪の使用を禁止するだけでは、本人の問題解決にまったく役立たない。子どもは薬物の有害性や違法性に困っているのではない。孤独と不安という感情の対処に困っているのである。

たいへん残念ながら、現状の薬物乱用防止教育は本来対象とすべきハイリスクな子どもたちのニーズと大人たちが提供する教育内容とがあまりにかけ離れており、その需要と供給のミスマッチぶりはもはや絶望的と言わざるをえない。薬物を使っている先輩や恋人と日々接していて、将来薬物のアディクションを発症する危険性が高い子どもたちほど、薬物を使っても特に幻覚妄想症状もひどい離脱症状も経験することなく、普通に生活できることを何度も目撃したりみずから体験したりしており、薬物乱用防止教室で言われていることは単なる「こけおどし」か、または何年も何十年も使い続けた先にある遠い未来に過ぎないことを見抜いている。すでに海外の研究では、タバコや違法薬物の害について子どもたちに情報提供するだけでは、乱用防止効果はまったくないことが指摘されている〔注3〕。

では、どうすればいいのか。まずアディクションの危険性を子どもたちにしっかり教えて怖がらせさえすれば、子どもたちの行動を変えることができるという神話と決別するべきである。そして小学校から大学まで、学校レベルで年一回啓蒙プログラムを在校生に聞かせて終わりにするのではなく、そもそも学校単位で完結してしまっている枠組みそのものから離れる必要がある。そして、アディクションの予防と啓発は広い意味でのメンタルヘルス対策の一環ととらえ、女性が妊娠した時点から出産、子育て、就学、進学と子どもが成長していく流れに沿って切れ目なく、子ども本人と子どもを取り巻く養育者をセットにして、個別にカスタマイズした支援を提供していくという考え方に変わっていくべきである。

信頼障害仮説の観点から見れば、アディクションは貧困や虐待、養育放棄、家庭内の感情交流不全など、何らかの生きづらさを背景に子どもが家族、学校、そして地域で孤立し、周囲の大人たちに心理的保護と安心感を期待できなくなり、徐々に人から物へと信頼対象が移っていった結果として発症する。したがって、虐待対策や授業からの脱落を防ぐ補習授業、あるいは貧困対策なども、実はそれ自体がすでにアディクション防止活動そのものなのである。

アディクションを発症しやすく、多職種多機関による重点支援が必要なケースの例を挙げてみよう。

(a)社会的孤立（無職・単身）や精神疾患、貧困の存在が疑われる妊婦
(b)出生後、定期検診に姿を現さなかったり、発育発達の遅れが目立つ乳幼児とその養育者
(c)虫歯が目立ったり、爪が伸びすぎていたり、体や服装の汚れや学習の遅れ、頻回のケガや火傷が目立つなど、貧困や養育放棄、虐待の存在が疑われる幼児や就学児とその養育者

(d)非行に走ったり、情動不安定で授業態度や対人関係、出席日数に問題のある就学児、生徒、学生とその同居家族
(e)成績優秀で素行に問題ない生徒でも、養育者が不在がちだったり、養育者に慢性疾患があるなど家庭環境が不安定な場合
(f)成績優秀で家庭環境も一見問題ない生徒でも、クラスで孤立がちで対人交流が乏しかったり、腕や太ももなどに切り傷が多数存在していたり、急な体重の増減がみられる場合

母子保健センターから保健所、医療機関、福祉事務所、市区町村の障害支援課、そして児童相談所や子ども家庭支援センター、小中高等学校、大学の保健管理センターに至るまで、子どもと養育者に関わる関係機関は、対象者のニーズに応じて情報共有と連携を密にし、本人がSOSを出すことを諦めてしまう前に支援の手を差し伸べる必要がある。支援の内容は、さまざまな福祉教育支援制度の活用に関する助言、定期的な家庭訪問と生活実態調査から、専門的な心理教育相談や医療の提供、子どもの施設への保護に至るまで多岐にわたる。

学校でのアディクション防止活動については、全校単位での講演としては、ダルクなどアディクションのリハビリ施設から派遣された回復者によるみずからの体験談は有効であろうが、

それ以外のプログラムはクラス単位に切り替えるべきである。内容は、薬物の害を強調して一方的に情報を流すよりも、より幅広く対人関係や子どもたちを取り巻く生活全般におよぶ問題を解決するための対話型、トレーニング型が信頼障害の発症予防に効果的である。具体例としては、以下のようなテーマで小グループに分かれて調べてみたり話し合ったり、あるいは生徒同士でロールプレイをさせてみたりすることなどが挙げられる。

・友達や家族との関係で日常的に生じる悩みごと（たとえば、いじめや親の無理解など）を挙げてもらい、それをどう解決していくか
・成績が落ちたり自分自身や家族が病気になったりして、不安になったり気分が落ち込んだりした時、どう対処していくか
・過度の緊張感や不安、食欲低下、不眠などの心身の状態にどう対処するか（リラクセーション法や気分転換の方法、どのレベルになったら誰に相談するかなど）
・虐待や養育放棄、家庭内や恋人間のＤＶには身体的、性的、心理的なものがあること、どのような行為や状況がそれに該当するのか、自分や友達などに被害が疑われる場合の相談の窓口や方法

・親友や恋人、先輩に自分が本当はやりたくないこと（たとえば万引きや飲酒喫煙、薬物など）を一緒にやろうと勧められたらどう断り、誰にどう頼ればいいのか

・アルコールや薬物の乱用に関する冷静で過度に恐怖感をあおらない科学的なデータの学習（アディクションは心理的に孤立したままだとやめられなくなって生活破綻に至ること、経過とともに人によっては脳障害へと進行していくリスクもあることなどを伝える）

・携帯電話やSNS、ゲーム機のメリットとデメリット、リスク、そして賢い利用方法とは何か

クラス単位のプログラムだけでなく、学校現場で誰かが非行や孤立が目立つ生徒を発見したら、すみやかに職員間や児童相談所、保健所あるいは警察署の生活安全課など関係機関と情報共有し、個別支援を開始することも重要なアディクション防止活動である。まずは関係者が子どもの生育歴や生活実態をより詳細に把握し、スクールカウンセラーや養護教諭による個別相談や定期面談、あるいは担任や子ども家庭支援センターの職員による家庭訪問などを導入して本人との信頼関係を構築し、大人たちが子どもの生きづらさに寄り添う関わりを続けていくことが望まれる。

私はかつて、とある中学校に特殊な事例で困っているからと助言者として呼ばれたことがある。相談ケースは、兄二人と同居している引きこもりの女子中学生であった。その家庭は両親が離婚し、父親がたまに生活費を渡しに短時間立ち寄るだけで、ほぼ子ども三人だけの生活が続いていた。関係機関が対応を協議することになった理由は、その女子生徒が兄たちと習慣的に近親相姦におよんでいることが本人からの聴き取りで明らかになったからである。女子中学生本人は近親相姦の行為をほとんど問題視していないようで、家庭訪問した関係者の説得に耳を傾けようとはしないとのことであった。

今回の近親相姦を「大麻乱用」や「リストカット」に置き換えてみれば、本人が周囲からみると有害と思われる行為を問題視せず、止めようとしないという共通点があり、アディクションの範疇で支援を考えることができる。私は中学校や児童相談所、子ども家庭支援センターの担当者が集まった検討会の場で、中学生を焦って強制的に保護しても、DVを受けている妻が「私がいてあげないとだめだから」などと言ってなぜか加害者である夫のところに舞い戻ってしまうパターンと同様、本人はいずれ施設から脱走してしまう可能性が高いと指摘した。たしかに援助者の立場では歯がゆい気持ちに襲われるであろうが、まずは定期的に子ども家庭支援センターの職員が家庭訪問を続け、本人の言い分に耳を傾けて信頼関係を構築したうえで、現状の生活を続けることの危険性について粘り強く何度も語り続けることを提案した。約半年後、女子中学生はみずから施設への保護を求めて、兄との同居生活は解消されたそうである。

信頼障害仮説の観点に立てば、アディクション支援の標語は「ダメ。ゼッタイ」ではなく、「助けてくれる人は必ずいるので相談を」「あなたは一人じゃない」にすべきであろう。

アディクションと司法の関わり

違法薬物の使用や窃盗癖、違法賭博などはアディクションという精神疾患であると同時に、同じ行為が刑事罰の対象ともなるという点で不思議な病気である。同じアディクションでも、全身にくまなく病魔がおよぶという点でむしろ覚せい剤より医学的には危険かもしれないアルコールは、所持でも使用でも逮捕されない。同じ薬物でも、睡眠薬や市販の風邪薬は所持しても使用しても逮捕はされない。アルコールや睡眠薬のアディクトには医療を通して回復が期待されるが、覚せい剤のアディクトは専門医療につながるチャンスを逃して逮捕されてしまうと、刑罰を用いて「更生」が期待されることになる。

アディクションを専門とする臨床医の立場からいうと、違法と規定されている薬物のアディクトを司法機関が「逮捕」という形で事実上強制的に保護してくれる制度は決して悪くないと思っている。私たち医療関係者はせいぜい頑張って往診には行けるものの、アディクトを強制的に病院に連れてくることはまず不可能である。アルコールのアディクトの場合、一定期間乱用していると肝臓や膵臓、胃腸、手足の末梢神経などがかなりの確率で障害を受け、栄養障害で体重も激減し、場合によっては転んで骨折までして自然と内科や救急病院に連れて行かれることになる。そこからアディクションの専門病院へと紹介されてくることになるので、ある意味逮捕しなくても待っていればいつかはアディクションの援助につながってくれる確率が、覚せい剤よりは高いのである。

アルコールのアディクトは、救急病院に運ばれることで社会生活がいったん止まり、それなりに不便を味わうことになる。その困り感が「アルコールの良い面より悪い面のほうが上回っているかも」とアディクト本人を迷わせるきっかけとなり、しばしば治療へと後押しする原動力になるのである。

アルコールと比べれば内臓や末梢神経が壊れることの少ない覚せい剤のアディクトの場合、救急病院の代わりを果たすのが警察による逮捕と言えよう。勾留されて社会生活がいったん止まることで、アディクト本人が困り感を持ち始める可能性が高まる。ただし、アルコールのアディクトの場合は内科や救急病院からアディクションの専門医療につながることができるのに対し、覚せい剤のアディクトは二回目以降の逮捕の場合、刑務所に行ってしまうのである（覚せい剤取締法での初回逮捕の場合は、通常執行猶予付き有罪判決を受けて釈放されることが多い）。

歴史を振り返ってみれば、ヨーロッパでは中世から一七世紀頃までは精神病全般が道徳的な「罪」の結果と解釈されていた。そして、精神障害者は犯罪者や浮浪者たちと同じ施設に収容されていた。「患者達を医薬で治療するよりは、物置小舎などで拷問や苛責を用いて処置する方がずっと早く治ることがある」［注4］と述べた臨床家もいたほどである。今、本書を読んでいる二一世紀の読者なら、誰も統合失調症やうつ病、あるいはアルコールのアディクションの患者は「罪人」であり、刑務所に収容して刑罰を与えれば治る、と思っている人はいないだろう。では、覚せい剤のアディクションの患者ならどうだろうか。

アディクションの臨床医から見れば、内科医にとって胃炎も肺炎も医療の対象であるのと同様、アルコールと覚せい剤のどちらのアディクションも精神医療の対象である。ところが、なぜか覚せい剤のアディクトだけは使用するだけで逮捕され、二度目以降の逮捕で刑務所に送られ、社会的に「更生すべき犯罪者」という烙印が押されることになるのだ。

ただし最近では、刑務所によっては一部のアディクトたちにSMARPPと同じマトリックス・モデルに基づくグループ療法を提供するようになってきている。たしかに刑務所内でグループ療法を提供することは、家具を作ったりするよりはアディクションという精神疾患について学ぶ機会を得るという点で意味はあるだろう。しかし、強制的に社会から隔離されて薬物を絶対に使えない環境で「覚せい剤のやめ方」を学ぶことは、いわば絶対に溺れる心配のない教室の中で泳ぎ方の講義を受けることと同じである。座学だけでいきなり海に出て上手に遠泳ができるようになるわけがないのと同様に、覚せい剤のアディクトを刑務所に閉じ込めて、いくら素晴らしいプログラムを提供したとしても、それだけで出所後二度と覚せい剤を使わない脳に変わってしまうわけではない。

ただでさえ社会的、心理的に孤立して覚せい剤のアディクションを発症している者に対して、さらに犯罪者の烙印を加えて刑務所に長期隔離することは、むしろ社会的孤立を進行させてしまう。実際、あまりに何度も覚せい剤の使用で服役を繰り返しているうちに、「シャバにいるより刑務所にいるほうが楽」と言うほど刑務所生活だけに順応してしまった私の患者もいた。

殺人や放火など重大な罪を犯した精神障害者を専門的に治療する医療観察法病棟では、退院のはるか以前から退院後にどこに住み、日中はどこのリハビリ施設に通所し、どの医療機関に通院するかなどについて、退院予定地の関係者と綿密に協議を重ねており、調整がつかなければ患者は退院できない。ところが、薬物事犯で服役したアディクトたちには、それほど手厚い出所前の関係機関との調整や出所後のアフターフォローはこれまでなかったのである。それが出所後約二人に一人（四八・八％）が五年以内に再び服役してくるという覚せい剤取締法違反者の高い再入率に反映されていると言えよう［注5］。

二〇一三年六月に国会で可決成立した「薬物使用等の罪を犯した者に対する刑の一部の執行猶予に関する法律」は、刑務所に閉じ込めるだけで出所後のアフターケアが不十分だった現状を変えていくための第一歩である。たとえば、二年の実刑判決を受けた覚せい剤のアディクトを一年間だけ刑務所内で服役させ、残る一年分は出所して保護観察所による長期間の観察と指導を受けさせるという社会内リハビリが可能になる。早く出所できれば、それだけ早く必要なアディクトに専門の精神医療を提供することもできる。ただし、実際にはどのような条件をもった受刑者を一部執行猶予の対象とするのか、そして出所後の処遇の具体的な中身（リハビリプログラムや提携医療機関）をどのように決定し、どのように提供していくのかなど、課題は山積している。しかも、それらを決定していく過程に、どの程度アディクション臨床の経験と専門知識をもっている者が関与するのかも不透明なままである。

アメリカの薬物裁判所（ドラッグ・コート）

アディクションの病態について理解に乏しい司法関係者は、刑務所を出所すると同時に覚せい剤のアディクトがその後二度と覚せい剤を使わないことを要求する。それは教室で泳ぎ方についての講義を受けただけの生徒を海に連れて行って、いきなり一〇〇〇mをバタフライで上手に泳ぎ切ることを期待するのと同じくらい、現実には無謀な要求である。

ペンシルバニア大学医学部のマッケイ教授は、アディクションにおける回復と断酒断薬の意義について、こう述べている。

他の主要な精神疾患では、「回復」という考え方は、患者が症状の消長を繰り返しながらも、社会の一員として機能できるようになることを指している。誰も、統合失調症や双極性障害の患者に、「断酒断薬」に相当するような病状消失の実現を求めたりなどしない。たしかに、多くの重症な物質使用障害患者にとって長期的な断酒断薬は望ましい目標ではある。しかし、継続ケアを受けつつ、個人的・社会的な機能を高めることに重点を置き、完全な断酒断薬を実現できていたか否かについてはこだわりすぎないことのほうが、「回復」という視点から一貫性があるように思われる。［注6］

アメリカでは薬物事犯を扱う専門の「薬物裁判所」（Drug Court：ドラッグ・コート）という制度が一九八九年からある。逮捕して刑務所に送り込んでも、出所するとまたすぐに逮捕されて戻ってくる回転ドア状態の薬物事犯に頭を悩ませていたフロリダの裁判官たちが立ち上がって実現した。

そこでは、裁判官に加えてアディクションの治療担当者、保護観察官、ケースワーカーなどが合議体を作り、違法薬物の単純使用者（多量の売買や暴力性の高い者は除外）を刑務所に送るのではなく、在宅のまま地域のアディクション治療施設に通所することを刑罰の代わりとして命じる。定期的に裁判所に出頭して裁判官に治療状況を報告し、尿検査を提出する義務も課される。裁判所への出頭や治療プログラムをさぼるようなことがあれば、禁固刑に処される。しかし、尿検査の結果が陽性で薬物の再使用が認められた場合は、アディクションの病状悪化と考え、裁判官は合議体の助言を得てより集中的な治療プログラムへと切り替える（たとえば、プログラムの参加回数や時間を増やしたり、リハビリ施設に入寮させたりする）ことを命じるだけである。つまり単なる問題行動には刑罰を、アディクションの症状には治療を、と明確に区別している点が画期的なのである。

薬物裁判所の判事は禁固刑がおよぼす影響を慎重に検討するべきであり、「犯罪には厳罰を」という従来の裁判所の対応によって治療の効果的な実施を妨げるようなことをしてはならない。たとえば、薬物裁判所のプログラム参加者が薬物を再使用するたびに毎回禁固刑に処する必要はないし、また望ましくもない。〔注7〕

導入当初はアメリカでも「せっかく逮捕した犯罪者をなぜ野に放つ?」などと薬物裁判所の制度に対して批判があったようである。しかし、そもそもアディクトを刑務所に入れるだけでは薬物の再犯率を下げることができていなかったから始まった新しい試みなのである。薬物裁判所の制度を導入後、再犯率の低下が確認され、またカリフォルニアの例で言うと、州立刑務所の受刑者一人当たりの費用が年間約二万六〇〇〇ドルなのに対し、薬物裁判所が命じる治療プログラムは一人当たり年間三〇〇〇ドル程度で済む〔注8〕など、コストパフォーマンスもいいことから、急速に全米に広まっていった。四半世紀が経った二〇一四年現在、成人対象の薬物裁判所だけで一五〇〇ヵ所を超えるという［注9］。

ポルトガル・アプローチ

アメリカよりもさらに抜本的な薬物政策の転換を行い、違法薬物のアディクトに対して刑事罰を与えるのではなく、医療の機会を提供する社会実験に踏み出して成功した国がポルトガルである。

二〇〇一年、違法薬物に対する長年の厳罰主義がいっこうに効果を示さないことの反省に立って、ポルトガル政府は薬物の少量所持と使用を脱刑事罰化（decriminalize）した。誤解のないように解説しておくが、決して薬物の所持と使用を「合法化（legalize）」したわけではない。薬物の売買や大量所持は相変わらず刑事罰の対象のままである。

ポルトガルの社会実験が画期的な点は、違法薬物の少量所持や使用を刑務所に送る刑事罰ではなく、自動車のスピード違反と同様の行政罰の対象としたのである。具体的には、違法薬物の少量所持者や使用者は逮捕されると刑務所ではなく、司法機関から独立した薬物乱用抑止委員会（CDT）に身柄を送られる。委員会は法律家と医師、そしてソーシャルワーカーの三人で構成され、違反内容を吟味したうえでアディクションの治療を受けるか罰金を支払うことを勧告するのである。その他、特定の免許を剝奪したり、地域の奉仕活動を義務づけることもある。あまりに軽微な違反の場合は、そのまま放免されることもあるという。

薬物のアディクトたちを刑務所に送り込むことをやめて単なる行政罰に切り替えれば、ポルトガルに世界中から薬物乱用者が集結して大混乱に陥る、などといった懸念も当初は存在した。結果として何が起こったかと言えば、二〇〇一〜二〇一二年の一一年間、ポルトガル国内で一ヵ月以内に薬物を使用した者の割合や、薬物を使い続けている者の割合、薬物関連死、薬物注射に伴うＨＩＶ新規感染者数のすべてにわたって減少がみられたのである。刑務所に収容される薬物事犯の人数が減り、代わりにアディクション医療につながる者の数が増加したことも確認された［注10］。

ただし、冷静にこの壮大な社会実験を検討してみれば、脱刑事罰化だけに成功要因を求めることはできないだろう。欧州連合（ＥＵ）の専門機関の一つ、欧州薬物・薬物中毒監視センター（ＥＭＣＤＤＡ）はポルトガルの薬物政策に関する報告書［注11］の中でこう結論づけている。

薬物使用の脱刑事罰化はより幅広い政策変更の中の一つに過ぎない。すなわち、

・司法から医療へと行政責任の転換が行われたこと
・行政機関をまたいでより統合的かつ詳細な政策の計画立案がなされたこと
・政策管理の手段の一つとして第三者機関による新政策の効果測定も行ったこと
・アルコール対策と薬物対策を一元化したこと

以上の一連の政策変更が薬物の問題を司法ではなく公衆衛生の領域へと強力に方向づけていったのであり、そしてそれこそがポルトガルの今日の薬物政策を特徴づけるものと言えるのである。

繰り返すが、内科医にとって胃炎も肺炎も医療の対象であるのと同様、アディクションの臨床医にとってはアルコールも覚せい剤も、どちらのアディクションも医療の対象である。その本質が「人」に対する信頼を失い、「物」にしか頼れなくなってしまったという「信頼障害」にあり、またその回復とは人への頼り方を学ぶ過程、すなわち「成長」であるからこそ、アディクションは刑罰ではなく精神医療の対象なのである。

刑罰の苦痛や強制力だけでは信頼障害は克服できないし、成長も促進できない。なぜなら人

から信頼されなければ人への信頼は生まれないし、失敗が許されないところに成長もないからである。

アメリカの薬物裁判所の発展とポルトガルの脱刑事罰化政策の成功は、まさに以下の宿題を日本に突きつけているのではないだろうか。

(1)薬物問題は司法や刑罰だけで解決できる問題なのではなく、アディクション医療との緊密な連携が不可欠であること。

(2)現在の日本の司法機関がとっている「絶対に薬物使用を容認しない（ダメ。ゼッタイ）」という厳罰主義が実際のアディクションの病態からかけ離れており、ただちに完全な断薬を求めるのではなく、少なくとも援助の初期段階では「少しでも害を減らす」という人道主義的なハーム・リダクションの観点に立つことのほうが現実的であること。

(3)アルコールや処方薬などの合法薬物と覚せい剤などの違法薬物を区別せず、どちらのアディクトもともに「犯罪者なのではなく援助が必要な人」として統合的なアディクション対策の対象とするべきであること。

［注1］Bowlby, J.: *Attachment and loss. Vol. 1. Attachment.* Hogarth Press, 1969. 引用した箇所はPimlico社版（一九九七年）の二八頁。訳文は筆者による。なお、邦訳も出版されている（J・ボウルビィ著、黒田実郎ほか訳『新版　母子関係の理論　第一巻　愛着行動』岩崎学術出版社、一九九一年）。

［注2］最近発表されたカナダの研究でも、子どもが四～一五歳の時期に母親が慢性的な抑うつ状態を呈していた場合、子どもは一六～一七歳になってからアルコール・薬物乱用、暴力行為や非行などに走りやすいことが報告されている。これは、小中学校の時期に子どもを取り巻く大人たちが子どもの感情を受け止める「受け皿」となることの重要性を示唆するものと言えよう（Wickham, M.E. et al.: Maternal depressive symptoms during childhood and risky adolescent health behaviors. *Pediatrics* 135(1): 59-67, 2015.）。

［注3］タバコについてはThomas, R.E. et al.: Effectiveness of school-based smoking prevention curricula: systematic review and meta-analysis. *BMJ Open* 5(3): e006976, 2015.を、違法薬物についてはFaggiano, F. et al.: Universal school-based prevention for illicit drug use. *Cochrane Database Syst Rev* 12: CD003020. doi:10.1002/14651858.CD003020.pub3, 2014.を参照。全般的な学校での予防プログラムについての解説はBotvin, G.J., Griffin, K.W.: School-Based Programs. In: *Lowinson and Ruiz's substance abuse: a comprehensive textbook. 5th ed.* Lippincott Williams & Wilkins, 2011. がまとまっている。

［注4］八木剛平、田辺英著『精神病治療の開発思想史―ネオヒポクラティズムの系譜』二八頁、星和書店、一九九九年

［注5］再入率は法務省法務総合研究所編「平成二七年度犯罪白書」4-1-3-5図から引用したもので、満期釈放と仮釈放の双方を合わせた総数における五年以内累積再入率を指す（http://hakusyo1.moj.go.jp/jp/62/nfm/images/full/h4-1-3-05.jpg）。

［注6］McKay, J.R.: Continuing care and recovery. In: Kelly, J.F., White, W.L.（eds.）: *Addiction recovery management.* p.180, Springer, 2011.（訳文は筆者による）

［注7］Kelly, T.J. et al.: Relapse. In: Lessenger, J.E., Roper, G.F.（eds.）: *Drug Courts: a new approach to treatment and rehabilitation.* Springer, 2010.（訳文は筆者による）

［注8］Roper, G.F.: Introduction to Drug Courts. In: Lessenger, J.E., Roper, G.F.（eds.）: *Drug Courts: a new approach to treatment and rehabilitation.* Springer, 2010.

［注9］アメリカ司法省のウェブサイト（http://www.nij.gov/topics/courts/drug-courts/pages/welcome.aspx）による。

［注10］詳細は Drug Policy Alliance のウェブサイトにある資料（http://www.drugpolicy.org/sites/default/files/DPA_Fact_Sheet_Portugal_Decriminalization_Feb2015.pdf）がわかりやすい。

［注11］Moreira, M. et al.: Drug Policy Profiles: Portugal. p.23, EMCDDA, 2011.（訳文は筆者による）

最終章

アディクションはどこに向かうのか

危険ドラッグの流行と終焉

危険ドラッグは大麻類似成分（カンナビノイド）や覚せい剤類似成分（カチノン類）などを含む多様な化学合成物質を指し、二〇〇四年頃から海外で「スパイス」などの名称で流通するようになった。日本でも、大麻類似成分を含む「ハーブ」を中心に二〇〇〇年代後半からインターネットなどで入手可能となり、二〇一〇年以降は専門販売店が繁華街を中心に激増した。特に二〇一二年から数年間、乱用者が意識障害を起こして救急搬送されたり交通事故を起こしたりする事例が頻発し、マスコミに取り上げられるなど社会問題化した。

法の網をくぐり抜けるため、頻回に物質の化学構造は改変が加えられ、次々と新しい商品が古いものに取って代わっていき、そのたびに規制が強化されるという「いたちごっこ」が繰り返されたため、厚生労働省は二〇一四年四月一日より薬事法を改正し、危険ドラッグの製造販売のみならず、初めて所持、使用、購入についても違法化し、三年以下の懲役または三〇〇万円以下の罰金を科した。すると、神奈川県立精神医療センター依存症外来では同年七月の二〇人という数字をピークにして、一ヵ月当たりの危険ドラッグの初診患者数は激減の一途をたどり、二〇一五年三月以降は毎月ほぼ〇人の状態となったのである。

違法化によってこれほど乱用者が激減したことは、一見すると、法規制と罰則強化が薬物のアディクション問題解決に向けた切り札となったような印象を与えるかもしれない。しかし冷静に考えてみれば、一九五一年に覚せい剤取締法が制定されてから覚せい剤は法規制を受け続け、所持や使用は一〇年以下の懲役が科せられてきたのである。なぜ、昔からより重い刑が科せられている覚せい剤は検挙者数が毎年一万人以上と長年さほど減ることもないのに対し、危険ドラッグは違法化された途端に乱用者が消滅してしまったのだろうか。

その謎を解く鍵は、双方の乱用者のプロフィールにある。表4を見るとわかるように、明ら

表４　危険ドラッグおよび覚せい剤依存症患者の初診時プロフィール
（神奈川県立精神医療センター、2013年11月〜2014年８月）

	危険ドラッグ（n＝63）	覚せい剤（n＝34）
初診時平均年齢 **	30.8 ± 8.7 歳	42.3 ± 11.1 歳
高校卒業またはそれ以上の学歴 **	71.7%	38.2%
補導歴あり *	26.7%	50.0%
主な職歴がフルタイム *	55.8%	33.3%
生活保護受給中 **	10.0%	50.0%
同居者あり **	85.0%	55.9%
15 歳までに虐待被害歴あり *	15.0%	35.3%

*p<0.05、**p<0.01

かに危険ドラッグのアディクトたちのほうが若く、補導されたことは少なく、学歴も職歴も恵まれていて同居家族もいる人が多いなど、全体的に社会的な適応が覚せい剤のアディクトたちよりはるかに良好であることがわかるだろう。つまり、危険ドラッグのアディクトたちのほうが、社会的に「失うもの」を多くもっている。そして、同居者をもつ者が多いことから、法規制前の時期にマスコミで大々的にドラッグについて報道された際、心配して医療につなげてくれる可能性も高かったのである。

社会適応が良好な危険ドラッグのアディクトたちは、「危険ドラッグなら逮捕されない」という理由で使用を開始した者が多い。二〇一二年四月〜二〇一三年三月の一年間、神奈川県立精神医療センター（旧せりがや病院）で入院治療を受けた危険ドラッグ依存症患者五一人について、その診療録を加納亮二医師が調査した結果では、七四・五％に過去の薬物使用歴を認め、特に大麻（六〇・六％）が一番多かった。大麻と違って逮捕されないから危険ドラッグを選んでいたのであり、だからこそ危険ドラッグのアディクトたちは二〇一四年四月に違法化されると次々と使用をやめていったのである。

危険ドラッグをやめていったアディクトたちはどこに行ったのか。信頼障害を抱えたアディクトたちは、ある「物」の乱用をやめたとしても、自然と「人」に頼れるようになることはほとんどなく、別の「物」や「単独行動」へとアディクションの対象を換えていく（クロス・アディクション）だけに終わるものである。私の外来患者の動向や二〇一六年以降の報道を見る限りでは、やはりもともと違法薬物を使っていた者たちは大麻や覚せい剤へと回帰していき、そうでない者たちは依然として「脱法ドラッグ」状態のアルコールや処方薬、市販咳止め薬、あるいはセックスやギャンブル、スマートホンで遊べる課金制のゲームなどの行動のアディクションへと移行していったものと推測される。

法規制という薬物対策は、社会適応のレベルが良好な者たちを規制対象となった薬物から一時的に遠ざける効果はあるかもしれないが、アディクトたちの病理そのものを治す効果があるわけではない。危険ドラッグの大流行が私たちに教えてくれたことは、「逮捕されないのなら薬物の力を借りてみたい」と思ったごく普通の人たちがいかに多かったか、である。これほどまでにソーシャルメディアが発達し、一見すると、人と人とが容易につながることができるようになった現代において、人に頼ることができず、隠れて薬物に頼るしかないほど孤立した人々がこれほどまでに増えている現実は、たとえ危険ドラッグが流行の表舞台から消え去ったとしてもなくならない。

アディクションと社会構造

アディクションを信頼障害仮説の観点からみた時、その未来を予測するには人と人との関わりの変化を読み取ればいい。そのためには、以下のような各種の人口学的なデータが参考になる。

・合計特殊出生率は、第一次ベビーブームだった一九四九年に四・三二だったのが、二〇一三年には一・四三と半分以下に低下した（平成二七年版少子化社会対策白書）。

・六五歳以上人口の割合は、一九五〇年にはわずか四・九％だったのが、二〇一四年には二六・〇％と全人口の四分の一を超えた（平成二七年版高齢社会白書）。
・単独世帯の割合が一九八六年の一八・二％から二〇一四年には二七・一％にほぼ一・五倍に増加する一方で、核家族世帯（夫婦＋未婚の子のみの世帯）の割合は四一・四％から二八・八％に減少した（平成二六年国民生活基礎調査）。

それらの数字から透けて見える近年の日本社会の少子高齢化と単独世帯の増加は、かつて高度経済成長期に三世代以上が同居する大家族から核家族への世帯構造の変化が起こったように、今や核家族さえ維持できずにばらばらな個人単位の「素粒子」社会へと移行しつつあることを表すサインと言えよう。

かつて世帯に一つだった電話やパソコンは今や個人に一つ以上、という時代になり、コンビニが乱立し、「孤食」用の食材など単独世帯をターゲットにした商品開発が目白押しである。つまり、村落社会や多世代同居家族に特徴的な血縁・地縁関係に基づいて他者と助け合い、他者に気を遣い合う生活を、現代社会は「不便」ととらえてきた。そして、その煩わしさから個人を解放し、お金さえあれば他者に依存せず個人の欲望を満足させることができるようになる

「便利さ」を指向してきたのである。

便利さの第一段階は、人の力に頼っていたことの機械化である。家庭には家電製品が、工場には自動化された製造ラインが、オフィスにはパソコン端末が並び、人間がやっていた単純作業は次々と機械に置き換わっていった。今では職場でもパソコンや携帯端末で連絡を取り合い、一人暮らしをしていて家電製品と近くにコンビニさえあれば、誰とも一言も直接言葉を交わさなくても三六五日暮らしていくことはできる。

ところが、私たちは便利になればなるほど、つまり人ではなく物に頼るようになるほど、結果的に寂しくなることに気づいた。そこで今度は「寂しさから逃れたい」という個人の欲望を満足させるため、便利さの第二段階が始まった。人と人とのつながりの機械化である。

今回は第一段階の時のようなハードウェアではなく、スマートホンやパソコンで楽しめるソーシャル・ネットワーキング・サービス（ＳＮＳ）などソフトウェア中心の機械化である。それさえあれば、必要な時にスマートホンの画面を何回かタップするだけで、暇をつぶせる人とつながることができる。そして、必要なくなれば同じ何回かのタップで、それらの人とのつながりを切ることも容易にできるようになった。私たちにとって「便利なテクノロジー」の進歩と普及とは、物だけでなく人もすべて私たちの欲望を満足させるための「道具」となることを意味する。

欲望を満たす「道具」になるのは相手ばかりではない。SNSで自分の都合のいい時に都合のいい相手とつながることができるということは、自分自身も相手の都合で瞬時に利用され、瞬時に切り捨てられる道具になるということでもあるのだ。手軽に人とつながることのできるテクノロジーは、手軽に人から切り離されるテクノロジーでもある。だから、私たちはスマートホンを片時も手放せないし、SNSでつながる「友達たち」と常時つながり続け、SNS上のつながりを増やし続けないと安心できない。アルコールや薬物を手放せず、摂取する量や頻度を増やし続けるしかないアディクトたちと、本質は何も変わらない。アルコールや薬物、スマートホンは私たちが求めているものの代用物に過ぎないのである。バーチャルな幻の満足感しか与えないから、いつまで経っても満足できないのだ。

本来、私たちは道具として簡単に切り捨てられることのない「人との感情のやりとりを伴ったつながり」を、そしていつでも交換可能な物なのではなく、かけがえのない人としての承認を求めているはずである。だからこそ、アディクションは人とのリアルなつながりの中で回復していくのである。それは、便利さの延長線上にはなく、むしろ不便さや煩わしさ、下手をすると人から傷つけられるリスクさえ覚悟しなければ得られない。

私たちの消費行動が個人単位での便利さの追求であるのならば、人に頼らず物に頼るという点で、信頼障害仮説の観点から見れば、それはまさにアディクションを誘発しやすい社会とも言える。今後、アルコールや違法薬物に対する社会の規制が進んでいけば、心理的に孤立したアディクトたちは処方薬や市販薬などのソフトドラッグ、あるいは過食嘔吐や自傷行為、ギャンブル、SNS、ゲームなど行動のアディクションへと拡散していくであろう。

イノベーション（技術革新）という名のもと、これからも便利で、それゆえアディクションの対象ともなりうる「物」は次々と開発されるであろう。私たちはもはや地縁・血縁社会に逆戻りすることはできない。しかし、私たちが物に頼っていい部分と人に頼るべき部分との分岐点を見極め、便利さと不便さの均衡が取れ、自分と他者の心理的孤立に気づくことができる新しい社会のあり方を目指すことは、不可能ではないはずである。

診察室から出て行くアディクトたちの背中を見ながら、私はそんなことを考えることがある。

あとがき

アディクションに関する社会全般の「常識」と臨床の現場で目にする「現実」との落差を少しでも埋めたい、という意図のもと、私は本書を書き始めた。数百年前、アディクションは道徳の問題と理解され、医療さえ提供されない時代もあった。アディクションを脳障害として理解する試みは、善悪や刑罰の範疇でしか理解されていなかった時代を変えて、医療へとアディクトをつなぐことになった。今日、アディクトの脳障害に関する研究論文は無数に目にすることができるが、アルコールや覚せい剤が脳におよぼす害のメカニズムをどれほど暗記したとしても、診察室で目の前に座っているアディクトの飲酒や薬物使用を止めることはできない。

アディクションは遺伝的な「発症しやすさ」の影響を受けつつ、人間関係の病として発症し、人間関係の中で悪化したり回復したりする。そして年単位、時には一〇年単位でアルコールや薬物に曝露され続けることにより、脳障害が進行していく。より早い段階から援助者が適切に関わり、心理的孤立を防ぐことができれば、脳障害が重症化して不可逆的な後遺症を残すことを防ぐことができるはずである。信頼障害仮説という観点からアディクションを理解することは、いまだ断酒断薬の意志に乏しいアディクトたちと実際に関わって援助していく際に特に役に立つはずである。

本書は、いまだ相談機関や医療機関につながっていなくても、ひそかにアディクションの問題に悩んでいる方や、すでに治療中のアディクト本人、そして直接日々アディクトに接している家族や援助者の方々を対象としたため、できるだけわかりやすい内容とすることを心がけた。これまで一度もアディクトと出会ったことのない方々にも、本書を通じてアディクション臨床の現実と魅力が少しでも伝わることを願っている。

なお、本書の第5章は二〇一一年に『こころの科学』一五六号（特別企画：うその心理学）に私が寄稿した「薬物依存症とうそ」（四七―五〇頁）を一部加筆・修正したものを転載したが、それ以外は基本的に書き下ろしである。

勤務先である神奈川県立精神医療センター、特に依存症診療科の黒澤文貴医師をはじめ、依存症外来、福祉医療相談科、心理科、作業療法科、そして2B病棟の同僚たちには、日々の臨床や調査研究への協力などといった形で本書を執筆するきっかけを作っていただいた。全員のお名前をここに挙げてお礼を述べることは冗長になるため差し控えるが、二〇一六年三月末日で異動されて、残念ながらもはや同僚と呼べなくなってしまった臨床心理士の早坂透君については、臨床と研究両面における彼の貢献なくして本書が生まれることはなかったであろうことを明記しておきたい。旧せりがや病院の心理相談科の部屋で夜遅くまで議論できた喜びを忘れはしない。

また、平成二六（二〇一四）年から二八（二〇一六）年度にかけて三重県立こころの医療センターの長徹二先生が担当していた厚生労働科学研究（樋口班）の分担研究班会議において、私も他の若手の精神科医たちに混じって交流させていただき、私の関心領域である依存症の生育歴上の逆境や信頼感、ストレス対処能力などとの関係について活発な議論を楽しませていただいた。現場で日々アディクトの臨床に従事している先生方に関心を寄せていただき、最終的に長先生や田中増郎先生（高嶺病院）のご尽力で多施設での調査研究が実現できたことは、私にとって執筆を続ける大きな励みになった。

最後に、なかなかまとまった時間を確保できないまま、何度も「書き上げる」詐欺をはたらいてしまった私を許し、忍耐強く原稿を待ち続けていただいた日本評論社の植松由記氏にお礼を申し上げる。彼女の温かい励ましがなければ、本書を最後まで書き終えることはできなかったはずである。

二〇一六年四月一日

神奈川県立精神医療センター依存症研究室にて

小林桜児

●著者略歴

小林桜児（こばやし・おうじ）

精神科医。慶應義塾大学文学部を卒業後、平成12年に信州大学医学部卒業。横浜市立大学附属病院で研修後、NTT東日本伊豆病院、神奈川県立精神医療センター、国立精神・神経医療研究センター病院を経て、平成25年４月より神奈川県立精神医療センター依存症診療科勤務。同センター専門医療部長、平成30年４月より医療局長。令和３年４月より副院長。横浜市立大学医学部精神医学教室非常勤講師。
訳書に『アルコール・薬物依存臨床ガイド―エビデンスにもとづく理論と治療』（共訳、金剛出版、2010年）、『愛着障害としてのアディクション』（共訳、日本評論社、2019年）、共著に『精神科臨床エキスパート　依存と嗜癖―どう理解し、どう対処するか』（医学書院、2013年）、『やめられない！を手放すマインドフルネス・ノート』（日本評論社、2022年）ほか多数。

人《ひと》を信《しん》じられない病《やまい》――信頼障害《しんらいしょうがい》としてのアディクション

2016年７月15日　第１版第１刷発行
2023年５月15日　第１版第４刷発行

著　者――小林桜児
発行所――株式会社日本評論社
〒170-8474 東京都豊島区南大塚3-12-4
電話 03-3987-8621（販売） -8598（編集） 振替 00100-3-16
印刷所――港北メディアサービス株式会社
製本所――株式会社難波製本
装　幀――図工ファイブ
検印省略　© Oji Kobayashi 2016
ISBN978-4-535-98437-0　Printed in Japan

JCOPY ＜（社）出版者著作権管理機構 委託出版物＞
本書の無断複写は著作権法上での例外を除き禁じられています。複写される場合は、そのつど事前に、（社）出版者著作権管理機構（電話03-5244-5088、FAX03-5244-5089、e-mail: info@jcopy.or.jp）の許諾を得てください。
また、本書を代行業者等の第三者に依頼してスキャニング等の行為によりデジタル化することは、個人の家庭内の利用であっても、一切認められておりません。

やめられない！を手放す
マインドフルネス・ノート

小林亜希子・小林桜児［著］

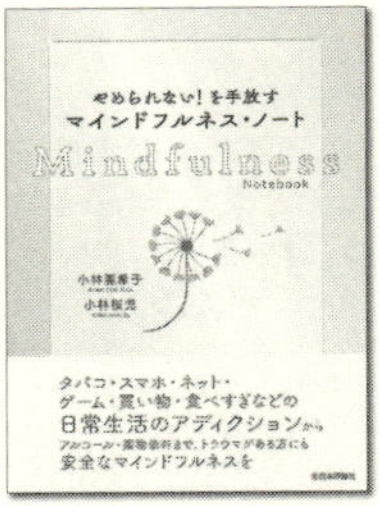

タバコ・スマホ・ネット・
ゲーム・買い物・食べすぎなどの
日常生活のアディクションから
アルコール・薬物依存まで、トラウマがある方にも
安全なマインドフルネスを。

●A5判　●定価**2,090**円（税込）

愛着障害としての
アディクション

フィリップ・J・フローレス［著］
小林桜児・板橋登子・西村康平［訳］

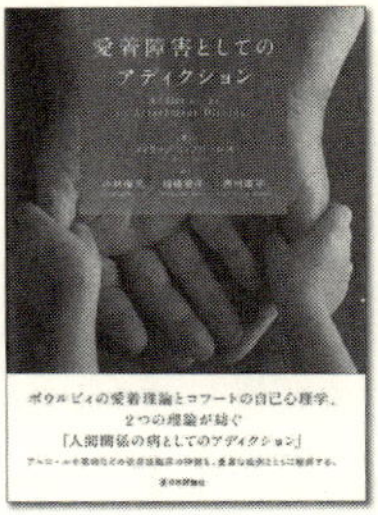

ボウルビィの愛着理論とコフートの
自己心理学、２つの理論が紡ぐ
「人間関係の病としてのアディクション」
アルコールや薬物、ギャンブル・セックスなどのアディクションを人間関係の病と捉え、豊富な症例をもとに治療の本質を描き出す。

●A5判　●定価**3,300**円（税込）

日本評論社
https://www.nippyo.co.jp/